Diglee

et

Sioux Ber

présentent

mon cahier WeightWatchers®

Trucs et astuces pour mincir avec un petit budget...

MARABOUT

sommaire

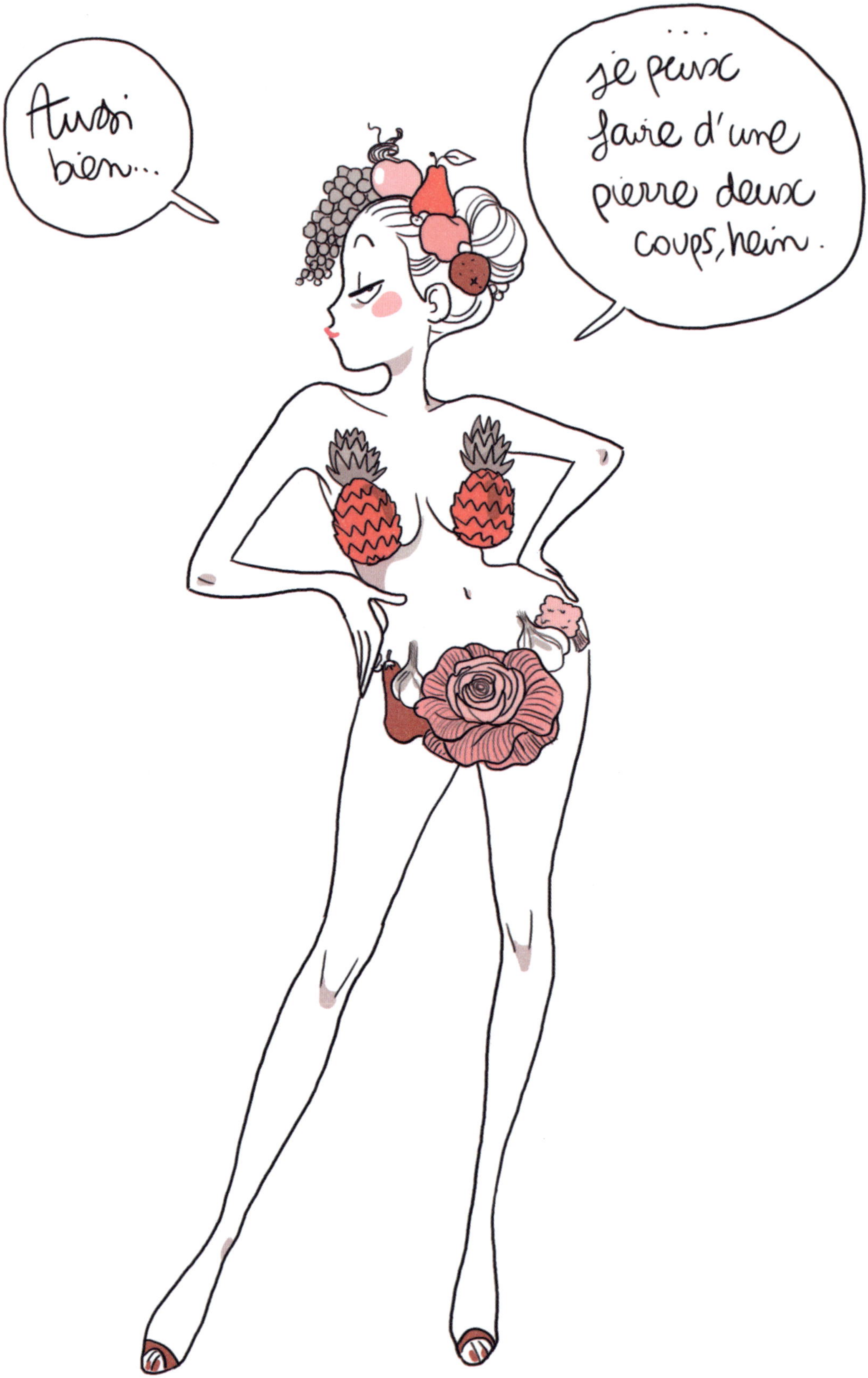
Aussi bien...
... je peux faire d'une pierre deux coups, hein.

Introduction

Devinette : *sachant que le prix moyen d'un litre soda ou de nectar de fruit est d'environ 1 euro et que le prix moyen d'un kilo d'oranges est d'environ 2 euros, lequel de ces deux produits va-t-on acheter le plus facilement ?*

Réponse : le soda ! Aujourd'hui, un kilo d'abricots coûte plus cher qu'un petit haut chez mon fournisseur préféré… Alors, lorsqu'on nous conseille de consommer cinq fruits et légumes par jour pour manger équilibré, on se dit que pour être mince, il va falloir s'empêcher de faire les soldes… Impossible ! Si je suis mince mais que je n'ai plus rien à me mettre, il est où, le fun ?

Il est pourtant possible de marier équilibre et petit budget : il suffit de connaître quelques astuces afin de déjouer les pièges de la junk-food *et de la grande consommation.*

Suivez le guide pour vous alléger tout en douceur, et sans heurts pour votre porte-monnaie.

1. *JE MINCIS SANS ME RUINER GRÂCE AUX 5 RÈGLES D'OR*

Gonflée à bloc, pleine de bonnes résolutions, je fais le plein de light, de pilules vitaminées et de poudres protéinées au supermarché. À la caisse, je suis prise d'un vertige : 50 euros par personne… Ça coûte super-cher de ne rien manger !

1. Faut pas croire tout ce qu'on raconte
Sur la pub, une jeune fille qui pourrait être ma nièce sourit langoureusement, une petite pilule magique entre ses lèvres sensuelles : grâce à elle, Sabrina (de Nantes) a perdu 25 kg… Personnellement, j'ai séjourné longtemps à Nantes et je n'ai jamais rencontré Sabrina. Mais sa photo, très photoshopée, me fait rêver, alors je décide de tester à mon tour cette petite pilule magique. C'est cher, mais ça a l'air efficace…

2. Je deviens une fille simple
Inutile d'aller chercher des poudres de perlimpinpin au rayon diététique pour maigrir. Je mise sur la simplicité, et la simplicité n'est pas coûteuse. Entre un yaourt « enrichi en vitamines » et le bon vieux yaourt nature, j'opte pour le second.

3. Je me méfie des produits allégés
Ils sont toujours plus coûteux et pas forcément moins caloriques. Par exemple, les biscuits « allégés en graisses » sont parfois plus riches en sucres, et réciproquement. Par ailleurs, la mention « allégé » ne me donne pas le droit de finir le paquet de cookies au faux sucre, sinon c'est ma ligne qui le paiera !

4. Je lis les étiquettes avant de sortir ma carte bleue
J'ose chausser mes lunettes demi-lunes dans les rayons des supermarchés : E416, amidon transformé, sirop de glucose, huile partiellement hydrogénée… Vous trouverez ce vocabulaire étrange dans les produits les moins chers, qui sont souvent plus riches

en sel, graisses et sucres. En effet, afin de réduire les coûts, les industriels ont tendance à enlever de la matière première onéreuse et à la remplacer par des exhausteurs de goût, de l'huile, des sucres...

5. Je réfléchis avant de consommer

Les produits industriels sont souvent moins chers et plus vite consommés. Tout en buvant (toute la bouteille) votre nectar multivitaminé, vous lisez sur l'étiquette : « Il a fallu 3,5 kg d'oranges pour fabriquer ce jus de fruit. » Auriez-vous été capable de manger 3,5 kg d'oranges ? Auriez-vous eu le courage de les presser ? Non ! Et si vous achetiez plutôt 3 kg d'oranges pour... une semaine ? Ce serait bien moins cher, et une petite orange pressée au retour d'une journée de travail est tout aussi rafraîchissante et bien plus légère qu'un litre de nectar industriel !

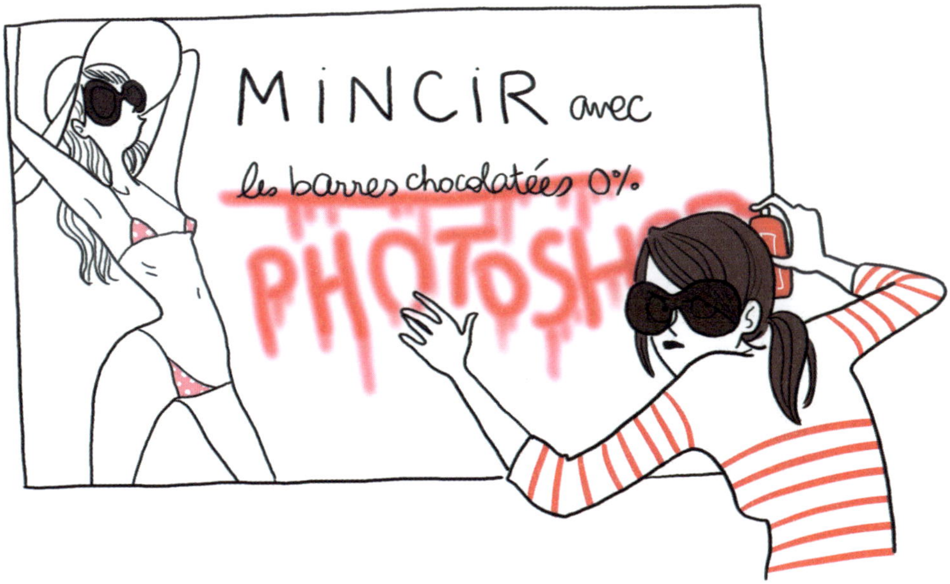

Plus il y a de sucres, moins c'est cher

! Au rayon jus de fruits, vérifiez bien les appellations ! La législation est très stricte à ce sujet : le nectar de fruit (même si le nom est joli) est composé de fruits et de sucres ajoutés. Seul le jus de fruit appelé « pur jus » ne contient pas de sucres ajoutés.

Test : *quel est votre « budget bouffe » ?*

Chaque semaine, vous faites vos courses. En bonne ménagère (même si vous avez horreur de ce mot), vous faites attention à la dépense. À la caisse, vous soupirez : tout augmente et, chaque mois, vous voyez s'envoler l'équivalent de l'iPhone de vos rêves en patates, yaourts et packs de lait, tout ça pour (en plus) voir l'aiguille de la balance pencher du côté droit ! Et si vous allégiez un peu tout ça, histoire de vous offrir un joli petit sac à la fin du mois ? Dans la liste ci-dessous, cochez les aliments que vous avez l'habitude d'acheter.

1. Boissons

a. Jus de fruits pur jus.

b. Coca ou sodas.

c. Eau minérale.

d. Je bois de l'eau du robinet.

2. Desserts

a. Yaourts aux fruits allégés.

b. Yaourts aux fruits et desserts lactés.

c. Yaourts nature.

d. Fromage blanc.

3. Plats (si je n'ai pas le temps de cuisiner)

a. J'achète des plats tout prêts allégés.

b. Des lasagnes, ce sont des lasagnes : je me méfie des surcoûts liés aux marques.

c. Très peu pour moi, je préfère me faire un œuf sur le plat.

d. J'ai toujours du stock de boîtes de conserve afin d'éviter ce type d'achat.

Je suis plutôt...

....

....

....

....

....

4. Fruits et légumes

a. Comme je n'ai pas trop de temps pour les préparer, j'opte pour des compotes ou des légumes déjà découpés à passer au micro-ondes.

b. Je n'en achète jamais : ils pourrissent dans le frigo.

c. J'en achète chaque semaine et je les cuisine le dimanche.

d. Je prends des pommes en sachets familiaux et des pommes de terre par lots de 5 kg.

5. Viande

a. J'opte pour des portions déjà prêtes, par exemple du jambon allégé en sel.

b. J'adore les knakis !

c. Du poulet avec un filet d'huile d'olive, et toute la famille se régale.

d. J'achète selon les promotions du supermarché et je congèle s'il y en a trop.

6. Pâtes et riz

a. Jamais, ça fait grossir !

b. Oui, mais prêts à poêler.

c. Oui, quotidiennement.

d. Oui, j'en ai toujours en réserve !

Résultats

VOUS AVEZ UNE MAJORITÉ DE A

C'est simple, si c'est écrit « allégé » et « prêt en 5 minutes », vous achetez. Et si en plus il y a la photo d'une fille en leggings blancs qui a l'air d'être habillée en taille 34, vous foncez ! Vous surveillez votre ligne, mais pas votre porte-monnaie !

Votre panier est principalement composé de jus de fruits frais, yaourts light et légumes légers à cuisiner rapidement. Vous êtes une femme active et vous faites particulièrement attention à votre image. Il est pourtant possible de mincir sans dépenser autant !

Liste type de courses (pour 1 - 2 pers.)*

Pur jus : 2,50 €
Pack de yaourts light : 3,80 €
Plat tout prêt allégé : 4,50 €
Légumes prêts à cuire : 3 €
Jambon allégé en sel : 2,60 €
Total : 16,40 €

* Prix moyens constatés dans 3 supermarchés.

VOUS AVEZ UNE MAJORITÉ DE B

Franchement, la cuisine, ce n'est vraiment pas votre truc. Votre micro-ondes est *la* pièce maîtresse de votre cuisine. Les casseroles, c'est bon pour les mamies qui les accrochent au mur. C'est joli dans les films, mais vous avez passé l'ère de Dr Quinn ! Vous préférez acheter rapide et tout prêt, et vous regardez bien plus les prix que le contenu des étiquettes. Et si vous redécouvriez équilibre et plaisirs vrais sans augmenter votre budget ?

Liste type de courses

1 l de cola : 1,80 €
Pack de desserts lactés : 1,14 €
Lasagnes premier prix : 3 €
Saucisses de Strasbourg industrielles : 1,20 €
Riz à poêler : 2,32 €
Total : 9,46 €

VOUS AVEZ UNE MAJORITÉ DE C

Bravo ! Vous savez marier simplicité avec légèreté. Vous êtes une économe hors pair et les ficelles de la grande consommation n'ont plus de secret pour vous. Mais on vous reproche parfois le « manque de fun » des repas que vous composez. Une Bree Van de Kamp sommeillerait-elle en vous ?

Liste type de courses

Eau minérale : 60 cts
Pack de yaourts nature : 1,90 €
Boîte de 6 œufs : 1,50 €
1 kg de courgettes : 1 €
Lot de pommes : 2 €
Filets de poulet : 5 €
1 kg de pâtes : 60 cts
Total : 12,60 €

VOUS AVEZ UNE MAJORITÉ DE D

D'après le contenu de vos placards, vous pourriez facilement tenir un siège : 15 paquets de chips et 10 de cacahuètes, au cas où des amis passeraient… Vous êtes une économe dans l'âme, mais attention à ne pas trop stocker.

Vous savez repérer les promotions et vous achetez souvent « en gros » afin de ne pas avoir à dépenser trop. Prenez garde cependant à votre ligne : le fait d'avoir autant de nourriture (et de tentations) sous la main peut vous amener à grignoter.

Liste type de courses

Pack de fromage blanc : 1 €
Choucroute en conserve : 1,27 €
Lot de pommes : 2 €
2 kg de rôti de porc en promotion : 6 €
2 kg de pâtes en promotion : 1 €
Total : 11,27 €

2. J'AUSCULTE MES FONDS DE PLACARDS

Femme active que tu es, décris-moi le fond de tes placards et je te dirai qui tu es, quels sont tes plaisirs, tes stress, et d'où viennent ces kilos qui s'accrochent à tes hanches. Je te dirai aussi comment tu dépenses ton argent et comment tu peux l'économiser...

Dans mon placard, il y a...

ÉPICERIE SALÉE

HUILE D'OLIVE VIERGE

Coûteux : 6 €/l.
Bon pour mon équilibre car riche en oméga-3.
À consommer avec modération : ce n'est pas parce que c'est bon pour la santé qu'il faut en boire des louches. Utilisez par exemple un vaporisateur pour parfumer sans alourdir.

HUILE RAFFINÉE POUR LA CUISSON

Peu coûteux : 2 €/l.
Consommez avec modération : utilisez un essuie-tout pour graisser le fond de votre poêle et préférez l'usage des huiles de première pression à froid, ajoutées en fin de cuisson.

VINAIGRE BALSAMIQUE

Coûteux : 5 €/l.
Méfiez-vous des vinaigres additionnés de caramel artificiel E150d : ils sont moins coûteux, mais enrichis en sucres !

PÂTES, RIZ

Peu coûteux : 1 à 3 €/kg.
Si vous ne digérez pas des spaghettis bolognaise, accusez plutôt la bolognaise, et disculpez le spaghetti ! Ne diabolisez pas les pâtes et le riz ! Cuisinez-les avec légèreté et évitez simplement de vous resservir.

CHIPS ET BISCUITS APÉRITIFS

Peu coûteux : 1 à 2 €/paquet.
À éviter : gras, très caloriques et très salés. Ce sont des calories « inutiles » qui nous donnent envie de manger et de grignoter. C'est le type de produit qui vous fera dire à votre meilleure amie le lendemain d'une

pas indispensable — indispensable — utile

soirée : « Non, mais franchement, Sabrina, c'est trop injuste, j'ai presque rien mangé et pourtant j'ai encore pris un kilo ! » Disons plutôt que vous ne vous êtes pas aperçue que vous avez trop mangé. Un petit gâteau par-ci, un petit gâteau par-là...

ÉPICERIE SUCRÉE

SUCRE

Peu coûteux : 2 €/kg.
Se servir avec modération, on en consomme parfois trop, juste par habitude. Tentez la désintox !

BISCUITS

Peu coûteux : 1 à 3 €/paquet.
Un biscuit reste un biscuit. Qu'il soit allégé ou traditionnel, sa richesse en sucres et en graisse en fait un aliment à consommer avec modération. Même s'ils sont un peu plus coûteux, préférez les présentations sous forme de sachets de 2 biscuits afin de ne pas emporter avec vous le paquet entier !
Attention à la « foutu pour foutu » attitude... « J'ai mangé 4 biscuits, c'est pas bien... Tant pis, je m'enfile le paquet... » Tss tss, on s'arrête à 4 ! Vous ne feriez pas la même chose le jour des soldes, n'est-ce pas ? ! « J'ai claqué 100 euros, c'est pas bien, foutu pour foutu, j'en dépense 500... » Votre banquier ne serait pas content, non ? Alors dites-vous que votre banquier s'est caché dans le pèse-personne...

BONBONS

Peu coûteux : 1 à 2 €/paquet.
À éviter. Les bonbons ouvrent l'appétit et fatiguent l'organisme : le sucre pur peut tout d'abord donner une sensation de bien-être, mais il est généralement suivi par un bon coup de pompe, que l'on comble par... un bonbon. En plus, ce n'est pas élégant... Kate Middleton ne mâche pas de chewing-gum quand elle salue la foule de son joli bras !

MIEL

Coûteux : 6 €/pot de 500 g.
À consommer avec parcimonie, même si c'est bio, naturel et qu'il faut sponsoriser les abeilles en voie de disparition... Mais ne vous privez pas de ce produit naturel au fort pouvoir sucrant !

CONFITURE

Peu coûteux : entre 1,50 et 3 €/pot.
À consommer avec modération. Lisez bien les étiquettes : derrière un prix bas se cachent souvent une dose de sucre en plus et une portion de fruits en moins.

CHOCOLAT

Coûteux : 2 à 3 €/tablette.
À consommer avec modération. Lisez bien les étiquettes. Le chocolat noir est moins riche en sucres, mais il est en revanche tout aussi riche et naturellement gras que le chocolat au lait.

Dans mon frigo, il y a...

FRUITS ET LÉGUMES

Plutôt coûteux : 3 €/kg en moyenne s'ils sont de saison.
À privilégier. Les légumes doivent être à l'honneur sur votre table, car ils sont riches en vitamines et sels minéraux. Par ailleurs, si vous les choisissez de saison, vous diminuerez les coûts.
Vous avez tendance à les laisser pourrir ? Achetez-les surgelés et sortez de petites portions afin de ne pas gâcher.

DESSERTS LACTÉS

Peu coûteux : 2 à 3 €/pack de 6.
À consommer avec modération, ces produits sont très sucrés. Pour garder la ligne, Madonna n'y a pas touché depuis 1986. Préférez les produits laitiers nature.

YAOURTS NATURE

Peu coûteux : 2 €/pack de 6.
À privilégier. Consommez-les nature ou avec une pointe de miel, ils seront toujours beaucoup moins sucrés que les yaourts présucrés.

FROMAGE

Plutôt coûteux : 10 €/kg (pour un fromage de pays).
À consommer avec modération. Le fromage, c'est gras. Alors faites passer le plateau et ne le laissez pas sur la table à votre portée. Dans les grands restaurants, le fromage se promène sur une desserte à roulettes, sans doute pour que les dames de la haute gardent la ligne. C'est sûr, Kate ne s'enquille pas un demi-camembert au déjeuner... Préférez un bon fromage en petites portions plutôt qu'un fromage industriel peu cher. Vos papilles seront ravies et vous en consommerez moins.

JUS DE FRUIT

Plutôt coûteux : 2 à 3 €/l de pur jus.
À consommer avec modération : même s'ils ne contiennent pas de sucres ajoutés, les « pur jus » contiennent les sucres des fruits, et le fait d'avoir la bouteille à portée de main vous pousse à vous resservir. Pressez-vous plutôt une orange...

SODAS

Peu coûteux : 2 €/l.
À éviter. Il y a 6 morceaux de sucre dans un verre de soda.

pas indispensable indispensable utile

Dans mon congélateur, il y a...

VIANDE À CUISINER

Coûteux : 5 à 10 €/kg selon les viandes.
La viande est un produit cher, mais il est préférable de la choisir non transformée. Par exemple, les viandes hachées et les farces sont moins chères, mais elles contiennent moins de viande et plus de graisses.

POISSON À CUISINER

Coûteux : 8 à 25 €/kg selon les poissons.
Il est néanmoins moins cher que le poisson frais. Consommé au moins deux fois par semaine (un maigre style cabillaud ou merlan, un gras comme le saumon ou le maquereau), il complétera votre équilibre alimentaire.

PLATS TOUT PRÊTS

Coûteux : 4 €/portion individuelle.
À éviter. Les plats tout prêts sont souvent ruineux lorsqu'ils sont composés d'aliments sélectionnés, et quand ils sont peu coûteux, les industriels ajoutent beaucoup de sel et de graisses.

LÉGUMES BRUTS À CUISINER

Peu coûteux : 2 €/sachet.
À privilégier. Des légumes, simplement des légumes. Au moins, vous savez ce que vous mangez et vous avez toujours des légumes sous la main.

GLACES

Peu coûteux : 2 €/pot.
Évitez les crèmes glacées et privilégiez les sorbets, ils sont beaucoup plus légers. Souvent, dans les films américains, l'héroïne momentanément déprimée extrait du congélateur un gigantesque pot de crème glacée et l'attaque devant une série télé ; ça, c'est dans les films. Dans la vraie vie, Julia Roberts n'attaque pas la glace à la vanille avec une louche, elle a un coach qui compte ses brocolis tous les matins.

Cherchez le gras et le sucre et vous trouverez le prix bas

Le gras et le sucre sont des exhausteurs de goût et des cache-misère. Ils ne sont pas chers et les industriels en rajoutent pour donner du goût aux petits en-cas (biscuits, chips) que nous transportons partout avec nous. Il est bien plus économique de ne pas en acheter !

3. MON ASSIETTE ÉQUILIBRÉE ET ALLÉGÉE

Ménagères, bonne nouvelle ! Un repas léger et équilibré améliore aussi un budget. Et pour réaliser une assiette de ce type, il est important de respecter une juste proportion en protéines (viande, poisson), céréales ou féculents (riz, pâtes) et légumes.

Dans cet équilibre, le produit le plus coûteux, c'est **la viande**.
Heureusement, il y a quelques astuces pour en manger sans se ruiner :

- consommez de la viande rouge une à deux fois par semaine, c'est suffisant. Optez pour des morceaux un peu moins chers : par exemple, la bavette est moins onéreuse que le filet ;
- privilégiez la volaille, moins onéreuse et d'une façon générale plus légère : poulet, dinde, dindonneau ;
- vous n'êtes pas obligée d'en consommer à tous les repas. Une fois par jour suffit !

Les légumes aussi peuvent être onéreux, surtout si on en achète de grandes quantités et qu'ils moisissent au fond du frigo.
Alors, pour concilier alimentation équilibrée et budget, achetez des légumes de saison, en privilégiant les promotions. Débitez ensuite les légumes en morceaux et placez le tout au congélateur sous forme de petites portions à cuisiner. Ou achetez des légumes surgelés nature, pas forcément plus chers que les légumes frais et déjà prêts (donc rien à jeter).

Les céréales sont assez peu coûteuses, mais il faut faire attention à bien respecter les proportions. Vous pouvez par exemple composer votre repas du soir avec une assiette de légumes que vous mélangerez avec quelques pâtes ou du riz. Les protéines ne sont pas indispensables à chaque repas.

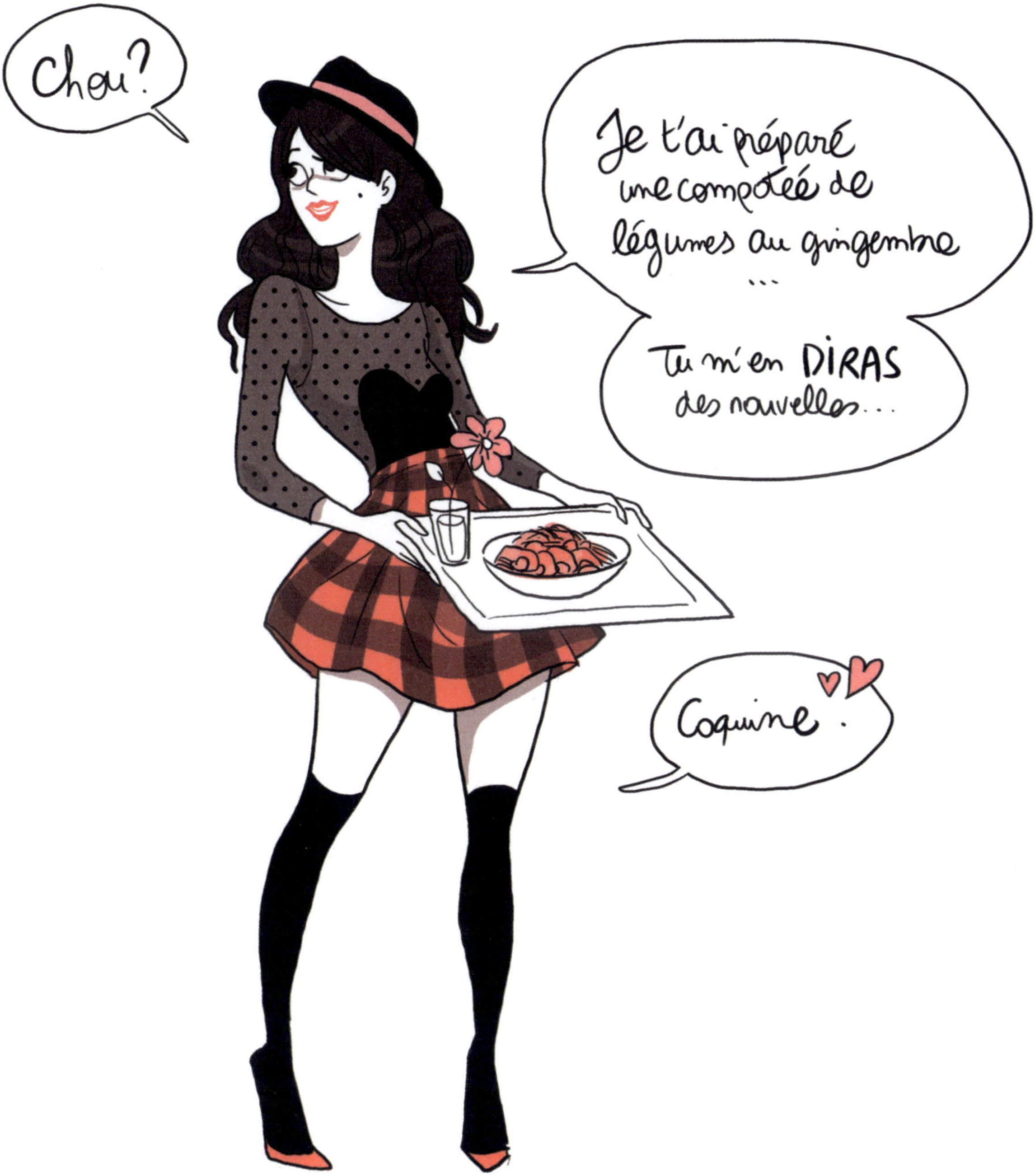
Chou?
Je t'ai préparé une compotée de légumes au gingembre
...
Tu m'en DIRAS des nouvelles...
Coquine.

Mes assiettes équilibrées

Méli-mélo de farfalles au poulet

Env. 2,50 €/personne

Pour 4 personnes

- **Préparation 15 mn**
- **Cuisson 15 mn**

Ingrédients :

- 600 g de fleurettes de chou-fleur surgelées
- 140 g de farfalles crues en couleur
- 200 g d'aiguillettes de poulet
- 1 cc d'huile de colza
- 1 CS de sauce soja
- 16 cc de crème fraîche allégée 4 % et 5 %
- 1 cc de coriandre en grains
- sel et poivre

Mettre les fleurettes de chou-fleur dans le panier d'un autocuiseur. Verser un verre d'eau, fermer et cuire 5 minutes à partir de la mise en rotation de la soupape. Réserver au chaud dans l'autocuiseur.

Porter une grande quantité d'eau salée à ébullition. Y faire cuire les farfalles pendant 7 minutes. Égoutter et réserver au chaud.

Détailler les aiguillettes de poulet en petites lanières. Faire chauffer l'huile dans une sauteuse antiadhésive, y saisir les lanières de poulet pendant 2 minutes. Les asperger de sauce soja et remuer.

Ajouter les pâtes et les fleurettes de chou-fleur. Asperger de crème, saupoudrer de coriandre et remuer délicatement pendant 1 minute pour réchauffer le tout. Répartir la préparation dans des bols. Donner un tour de moulin à poivre.

Vous pouvez aussi les réaliser avec des tortis de couleur.

Vive la soupe !

! Le soir, et surtout si on la prépare à l'avance, la soupe peut être particulièrement réconfortante. Elle permet de calmer l'appétit et peut constituer une bonne partie du repas. Accompagnée d'une tranche de jambon et d'un morceau de pain complet, elle constitue ainsi un repas simple, vite préparé et peu coûteux.

Saumon à l'unilatérale, poireaux braisés et pommes vapeur

Env. 5 €/personne
Pour 2 personnes
- **Préparation 10 mn**
- **Cuisson 33 mn**

Ingrédients :
- 4 blancs de poireaux de petit calibre
- 1 cc d'huile d'olive
- le jus de 1 citron + 2 quartiers
- 5 cl de vin blanc sec
- 1 CS de crème fraîche à 4 ou 5 %
- 2 petites pommes de terre nature (cuites à l'eau)
- 1 feuille de laurier
- 2 pavés de saumon frais avec la peau de 100 g chacun
- 1 cc de baies roses écrasées
- 2 pluches de cerfeuil
- sel et poivre

Fendre les blancs de poireaux en deux sans les séparer complètement. Les rincer en écartant bien les feuilles.

Chauffer l'huile dans une sauteuse antiadhésive, y mettre les poireaux, les faire revenir 2 minutes à feu doux. Saler, poivrer, arroser de jus de citron et de vin blanc, couvrir et poursuivre la cuisson 20 minutes, à feu doux. Ajouter la crème en fin de cuisson. Pendant ce temps, peler et rincer les pommes de terre, les mettre dans un plat en verre culinaire avec 1 cuillerée à soupe d'eau, une pincée de sel et le laurier. Couvrir et cuire 6 minutes au four à micro-ondes (800 W). Réserver au chaud dans le plat.

Saler et poivrer les pavés de saumon. Les mettre, côté peau, dans une sauteuse antiadhésive. Faire chauffer doucement pendant 5 minutes. Couvrir 2 minutes avant la fin de la cuisson pour que le dessus du poisson rosisse.

Disposer les pavés de saumon dans des assiettes de service, saupoudrer de baies roses écrasées. Entourer des poireaux braisés et d'une pomme de terre. Décorer de cerfeuil et d'un quartier de citron.

Test : *suis-je une pro de l'équilibre ?*

Savez-vous composer des menus légers, équilibrés et peu coûteux ?
Faites le test pour le savoir.

1. Au déjeuner, je surveille ma ligne. Pour moi ce sera :

a. Salade verte avec émincé de poulet et taboulé.

b. Haricots verts et steak grillé.

c. Pas de déjeuner : c'est zéro calories, et je fais des économies.

2. Si je dois manger sur le pouce :

a. J'opte plutôt pour la formule du boulanger, avec un sandwich baguette, auquel j'ajoute une pomme et une petite bouteille d'eau.

b. J'ai souvent une barre protéinée dans mon sac : au moins, je suis sûre du nombre de calories que j'ingurgite.

c. J'avoue, j'ai un faible pour le fast-food. Alors, quand je n'ai vraiment pas le temps, je m'y rends parfois. Mais je prends une compote pour le dessert.

3. Le soir, pour le dîner, je prends souvent :

a. Une tranche de jambon blanc, un reste de légumes et un peu de riz.

b. Une soupe, et au lit !

c. Coquillettes-jambon-gruyère, je dîne avec les enfants.

4. Pour le petit déjeuner, je préfère :

a. Des tartines et une tasse de thé.

b. Un café noir, j'ai souvent du mal à manger.

c. Un bol de céréales !

5. Lorsqu'il m'arrive de grignoter, je préfère :

a. Les tomates cerise et les légumes à la croque.

b. Les tomates cerise et les légumes à la craque : j'avoue que lorsque je craque, j'essaie de me raisonner, mais ma main finit par sombrer dans le chocolat après la tomate cerise.

c. Tout ce qui me tombe sous la main.

6. Depuis que j'ai 20 ans, j'ai toujours :

a. 3 kg à perdre.

b. 1 kg de plus chaque année à perdre.

c. J'ai horreur de me peser.

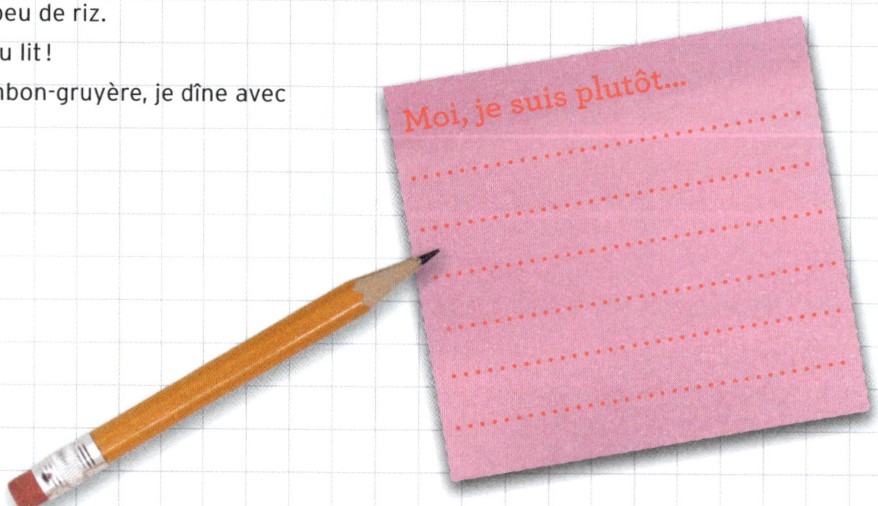

Résultats

VOUS AVEZ UNE MAJORITÉ DE A

Vous savez raison garder.

Vous savez marier équilibre et économie. Votre façon de vous alimenter est posée, réfléchie. Vous n'êtes pas dans les extrêmes et c'est tout en douceur que vous saurez perdre du poids.

VOUS AVEZ UNE MAJORITÉ DE B

Gare aux extrêmes!

Vous faites partie des filles qui achètent un jean deux tailles en dessous en expliquant à la vendeuse sceptique que « le stretch, ça se relâche » et vous vous tortillez dans la cabine d'essayage pour fermer le bouton. Vous serez serrée, mais tant pis, vous n'aviez qu'à faire attention. Ne soyez pas trop dure avec vous-même! Vous avez tendance à vous lancer dans des régimes à n'importe quel prix, pourvu qu'il y ait un résultat rapide: vous consommez des barres protéinées à 3 euros l'unité, vous êtes prête à manger du steak pendant des mois s'il le faut. Votre équilibre est mis à mal. En maltraitant ainsi votre organisme, les régimes successifs seront de plus en plus difficiles à suivre. En adoptant un programme alimentaire sur le long terme alliant simplicité et bon sens, vous vous réconcilierez peu à peu avec votre corps. Ne sautez pas de repas, évitez de surconsommer des protéines et ne diabolisez pas les céréales. Vous éviterez ainsi fringales et grignotages.

VOUS AVEZ UNE MAJORITÉ DE C

Chez vous, la cuisinière est rutilante, car vous ne l'utilisez presque jamais et la table toujours nette parce que vous ne vous y asseyez jamais.

À se demander comment vous prenez du poids, puisque vous ne vous mettez presque jamais à table. En revanche, il vous arrive de grignoter au-dessus du clavier, la preuve, il y a des miettes entre azertyuiop et qsdfghjklm! Mais aussi sur le canapé du salon, la preuve, on trouve aussi des miettes dans le magazine télé... vendues avec l'abonnement? C'est sûr, on ne peut pas dire que le fast-food soit très dangereux pour votre porte-monnaie. En revanche, il l'est pour votre ligne! Les repas de la journée doivent être un juste équilibre de féculents, protéines et légumes. Vos enfants aussi pourront profiter de cet adage simple. Ils peuvent déguster leurs coquillettes avec des carottes (généralement les enfants ne sont pas fans de courgettes...)! Évitez également de grignoter entre les repas. Pour cela, évitez simplement d'acheter les sucreries qui vous tentent le plus et consommez en priorité des aliments rassasiants.

4. JE CROQUE DANS LES PRODUITS DE SAISON

Stéphanie vit à Paris. Elle a 37 ans, éternellement 3 kg à perdre et ne fait pas la différence entre une taupinière et une bouse de vache, un bœuf et un taureau… Comme tant d'autres. Si les ventes privées s'intéressaient aux kilos d'abricots, Stéphanie serait peut-être un peu plus informée… À Paris, on ne sait pas tout… !

L'origine des produits je regarderai

Des cerises en plein mois de décembre à 8 euros le kilo, des fraises dès mars à 5 euros la barquette… Eh oui, quand on vit en ville et que l'on veut manger équilibré, il est difficile de connaître les fruits et légumes à *privilégier*.

Et si les fraises qui viennent du Sud de la France sont hors de prix au mois de mars, c'est parce qu'elles ne poussent pas naturellement au mois de mars ! En revanche, elles sont tout à fait abordables aux mois de mai et juin. En nous poussant à consommer des fruits et légumes de plus en plus tôt dans la saison, on en consomme moins, car ils sont hors de prix !

Des produits locaux je consommerai

Une pomme qui n'a pas parcouru 1 000 kilomètres pour arriver jusqu'à mon assiette est souvent mûre à point, sucrée, juteuse. Sur les marchés, vous trouverez de petits revendeurs locaux qui proposent des produits tout frais et beaucoup moins chers.

Une livraison je demanderai

Afin de découvrir de nouveaux légumes et suivre les saisons, faites-vous livrer des paniers de fruits et légumes de saison. Certains maraîchers vous proposent aussi des recettes pour vous aider à cuisiner le potimarron, le pâtisson ou la courge muscade. Alors faites-vous livrer et hurlez de plaisir en découvrant dans votre colis une subliiime botte de poireaux !

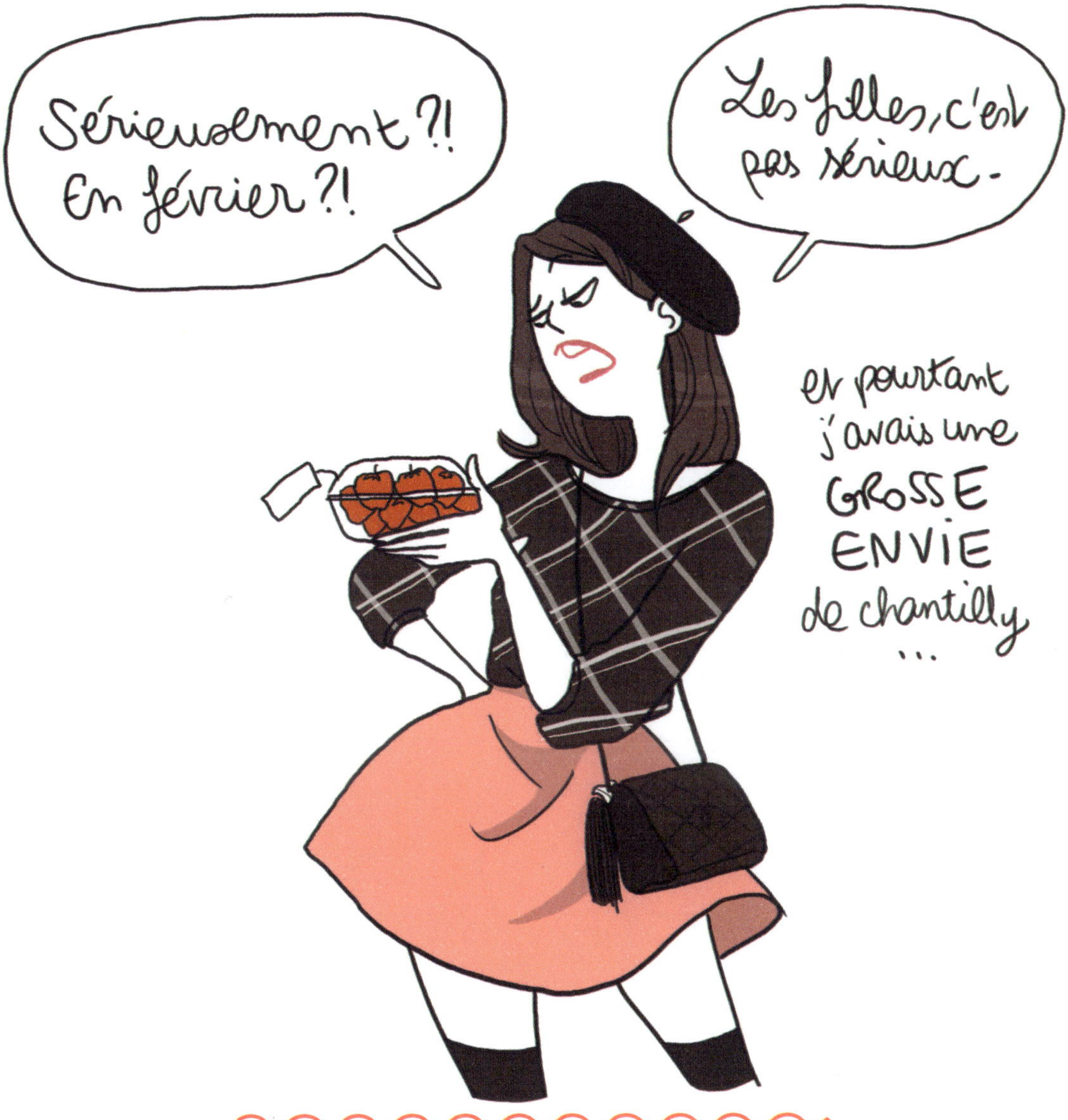
Sérieusement ?!
En février ?!
Les filles, c'est pas sérieux.
et pourtant j'avais une GROSSE ENVIE de chantilly…

Astuce !

Achetez vos pommes de terre en grande quantité, ça sera beaucoup moins cher ! Pour les conserver tout l'hiver, placez-les à la cave dans un bac contenant du sable.

C'est la saison, profitons-en !

– Ah bon ? Les fraises ne se mangent pas en novembre ?

– Mais non, ça, c'est les Tagada pour Halloween...

JANVIER-FÉVRIER

Fruits de saison

- Citron
- Clémentine
- Orange
- Pamplemousse
- Poire
- Pomme

Légumes de saison

- Betterave
- Carotte
- Céleri
- Choux
- Courge
- Endive
- Mâche
- Pissenlit
- Poireau
- Potiron
- Topinambour

MARS-AVRIL

Fruits de saison

- Banane
- Clémentine
- Orange
- Pamplemousse
- Poire
- Pomme

Légumes de saison

- Asperge
- Carotte
- Céleri
- Choux
- Endive
- Épinards
- Mâche
- Navet
- Petits pois
- Poireau
- Pomme de terre nouvelle
- Radis
- Salade romaine

MAI-JUIN

Fruits de saison

- Abricot
- Amande
- Cerise
- Fraise
- Framboise
- Groseille
- Pamplemousse
- Pêche

Légumes de saison

- Artichaut
- Asperge
- Carotte
- Chou-fleur
- Concombre
- Courgette
- Cresson
- Épinards
- Fenouil
- Fèves fraîches
- Haricots verts
- Navet
- Oseille
- Petits pois
- Pomme de terre
- Salade romaine

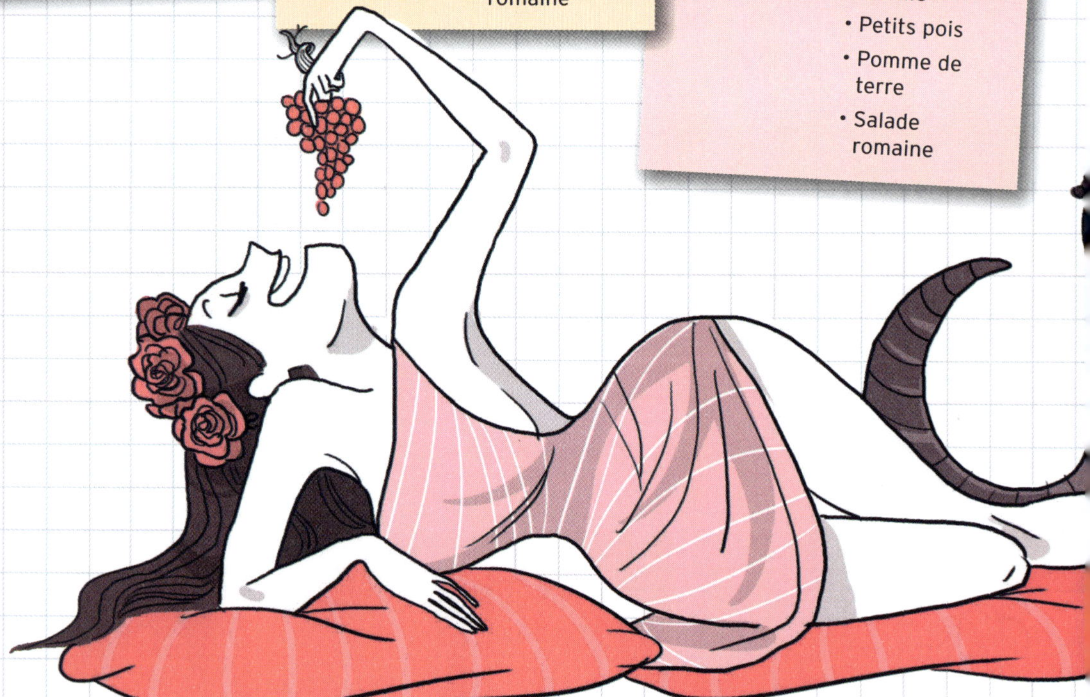

JUILLET-AOÛT

Fruits de saison

- Abricot
- Amande
- Brugnon
- Figue
- Fraise
- Framboise
- Melon
- Mirabelle
- Noisette
- Pastèque
- Pêche
- Reine-claude

Légumes de saison

- Artichaut
- Aubergine
- Brocoli
- Carotte
- Concombre
- Courgette
- Haricots verts
- Navet
- Petits pois
- Poivron
- Radis
- Tomate

SEPTEMBRE-OCTOBRE

Fruits de saison

- Ananas
- Coing
- Figue
- Melon
- Mûre
- Noix
- Pastèque
- Pêche de vigne
- Pomme
- Quetsche
- Raisin
- Reine-claude

Légumes de saison

- Aubergine
- Céleri
- Chou-fleur
- Concombre
- Flageolets
- Haricots beurre
- Navet
- Potimarron
- Tomate

NOVEMBRE-DÉCEMBRE

Fruits de saison

- Châtaigne
- Clémentine
- Datte
- Kiwi
- Nèfle
- Noisette
- Noix
- Orange
- Poire
- Pomme

Légumes de saison

- Carotte
- Chicorée
- Choux
- Endive
- Fenouil
- Fèves
- Lentilles
- Panais
- Poireau
- Potiron
- Salade romaine
- Salsifis
- Topinambour

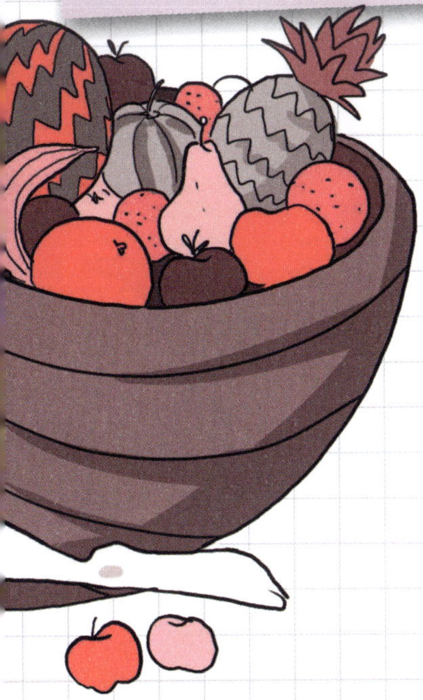

5. PAS CHER, SAIN ET NON RAFFINÉ !

Avant, on pensait que les céréales complètes et les légumes biscornus pleins de terre étaient principalement réservés aux passionnées de yoga vivant au fin fond de l'Ardèche. On pensait aussi que, pour en consommer, il fallait aimer la laine vierge qui gratte et se laisser pousser les poils sous les bras...

Bonne nouvelle : on peut se régaler sans forcément porter des chaussures orthopédiques à l'année. On peut même égayer nos assiettes ! Manger légèrement et de façon économique ne signifie pas nécessairement que ce soit triste et monotone ! Il est possible de varier les plaisirs en misant sur des légumes originaux, riches en goût et peu chers, et des féculents qui sortent de l'ordinaire. Les courges peuvent notamment apporter saveur et couleurs à un hiver un peu long. Voici quelques pistes.

Le millet
Non, cette petite graine délicate n'est pas uniquement réservée aux oiseaux. Délaissée à tort, elle est plus savoureuse que la semoule de blé.
Je le prépare comment ?
Il se cuisine facilement : 20 minutes de cuisson suffisent ! Avec une noix de beurre, c'est un régal !

L'épeautre
Il s'agit de l'ancêtre sauvage du blé. Ses grains sont assez similaires, mais sa saveur est un peu plus relevée.
Je le prépare comment ?
Cuisinez-le comme vous le feriez avec du blé. Servez en annonçant à vos hôtes qu'il s'agit de blé sauvaaage (prononcez bien tous les « aaa »), ça devrait faire son petit effet.

L'orge
L'orge est une graine très dure, assez difficile à cuire, mais sa saveur maltée est étonnante.
Je la prépare comment ?
Afin de limiter la cuisson qui est un peu longue, passez les graines dans un mixeur pour les casser légèrement avant la

cuisson. Servez-la nature ou avec un filet d'huile d'olive et quelques herbes de Provence.

Le boulgour

Le boulgour est une préparation turque : le blé est concassé, décortiqué en partie et précuit. Il est idéal si vous voulez vous la jouer « cuisine du monde » même si vous habitez à Melun Nord.

Je le prépare comment ?

Parce qu'il est précuit, le boulgour a le mérite de cuire très vite (moins de 20 minutes). Vous pouvez ensuite le marier avec des fruits secs comme les raisins et les abricots, ou le mélanger à une poêlée de courgettes. Il se cuit également comme le risotto en y ajoutant du bouillon et des légumes.

La courge spaghetti

C'est une courge très allongée, d'où son nom.

Je la prépare comment ?

Vous pouvez la consommer crue et râpée, sous forme d'entrée. Ça change des carottes !

La courge butternut

Cette courge a la forme d'une poire. C'est à cause de sa peau lisse et jaune crème qu'elle porte ce nom.

Je la prépare comment ?

Sa saveur sucrée salée est délicieuse en gratin avec un peu de fromage. Osez la servir avec une orange coupée en morceaux : c'est étonnant et délicieux. Avec cette courge, vous pourriez presque faire croire à vos convives que vous avez été sélectionnée pour Top Chef... puis recalée, parce qu'à la télé, ils n'ont pas compris votre cuisine mi-avant-garde, mi-ringarde.

La courge à cou tors

Le moins que l'on puisse dire, c'est qu'elle n'est pas appétissante... toute tordue, avec des petites verrues sur la peau !

Je la prépare comment ?

Elle est pourtant délicieuse en gratin. Pour faciliter son épluchage, placez-la dans votre four avec un peu d'eau au fond d'un plat, elle se ramollira.

La blette

Blette, bette ou bette à carde, elle porte différents noms selon les régions, mais une chose est certaine, elle était cuisinée par nos grands-mères. Elle ressemble un peu à un épinard, mais elle est beaucoup plus grande et n'a pas du tout la même saveur.

Je la prépare comment ?

Préparez les feuilles séparément de la tige. La tige se débite en petits morceaux. Vous pouvez les faire revenir à la poêle avec un peu d'huile d'olive, de l'ail et un filet de citron. Les feuilles se cuisinent comme des épinards. Avec la blette, vous pouvez alimenter la conversation de tout un repas, car il n'y a pas une région où on l'appelle de la même façon : alors pensez-y la prochaine fois que vous recevrez votre belle-mère.

Mes recettes à base de graines

Risotto d'épeautre

Env. 2 €/personne
Pour 1 personne
• **Préparation 10 mn**
• **Cuisson 25 mn**

Ingrédients :
- 1 courgette
- 1 carotte
- 1 navet
- 1 tomate
- 1 cc d'huile
- 40 g d'épeautre cru
- 1/2 cube de bouillon dégraissé aux herbes
- 60 g de tofu
- sel et poivre

Éplucher et laver la courgette, la carotte et le navet. Peler et épépiner la tomate. Couper la carotte et la courgette en bâtonnets, le navet en rondelles et la tomate épépinée en quatre quartiers.

Faire chauffer l'huile dans une sauteuse antiadhésive et y faire revenir les légumes rapidement. Verser l'épeautre et recouvrir d'eau bouillante. Ajouter le demi-cube de bouillon. Saler légèrement, poivrer. Couvrir et faire cuire sur feu doux pendant 20 minutes. Ajouter le tofu coupé en morceaux 5 minutes avant la fin de la cuisson. Servir.

Le pâtisson
C'est une sorte de courge-potiron tout plat et tout blanc. Sa chair a une saveur légèrement sucrée, qui absorbe très bien celle des épices et des sauces.
Je le prépare comment ?
Découpez-le en petits morceaux autour d'un rôti et laissez cuire à l'étouffée. Le pâtisson prendra le parfum du rôti.

Les crosnes
Petits légumes tordus et beiges, les crosnes sont des légumes très anciens particulièrement appréciés des grands cuisiniers.
Je les prépare comment ?
Frottez-les à l'aide d'une brosse afin de ne pas avoir à les éplucher, débitez-les et faites-les revenir à la poêle.

La sucrine du Berry
C'est une courge à la saveur très sucrée. Vérifiez sur une carte où se trouve le Berry avant de la servir à votre chéri, il sera étonné. Avant, il pensait que vous ne connaissiez que l'adresse de Partougel. Mais ça, c'était dans votre vie d'avant.
Je la prépare comment ?
Préparez-la en purée et réalisez de délicieux desserts ultralégers. Ajoutez un peu de sucre vanillé, quelques fruits coupés en morceaux et régalez-vous d'un légume en dessert !

Boulgour à la tomate et au basilic

Env. 2 €/personne

Pour 2 personnes

- **Préparation 10 mn**
- **Cuisson 16 mn**

Ingrédients :

- 1 oignon doux (100 g)
- 2 gousses d'ail
- 2 tomates (300 g)
- 160 g de boulgour cru
- 1 cc d'huile d'olive
- 1 cc de fond de volaille
- 1/2 cc d'herbes de Provence
- 1 CS de parmesan râpé
- 2 cc de basilic
- sel et poivre

Peler et émincer l'oignon et les gousses d'ail. Plonger les tomates dans l'eau bouillante, les peler puis les couper en petits dés. Rincer et égoutter le boulgour.

Faire chauffer l'huile dans une casserole, y faire revenir l'ail et l'oignon 2 minutes tout en remuant, ajouter les tomates, saler, poivrer puis saupoudrer de fond de volaille et d'herbes de Provence. Laisser cuire à feu doux 2 minutes.

Ajouter le boulgour, bien mélanger et verser 30 cl d'eau chaude. Cuire 12 minutes à feu doux tout en remuant de temps en temps et en surveillant bien la cuisson. Hors du feu, incorporer le parmesan râpé et le basilic. Rectifier l'assaisonnement en sel et poivre.

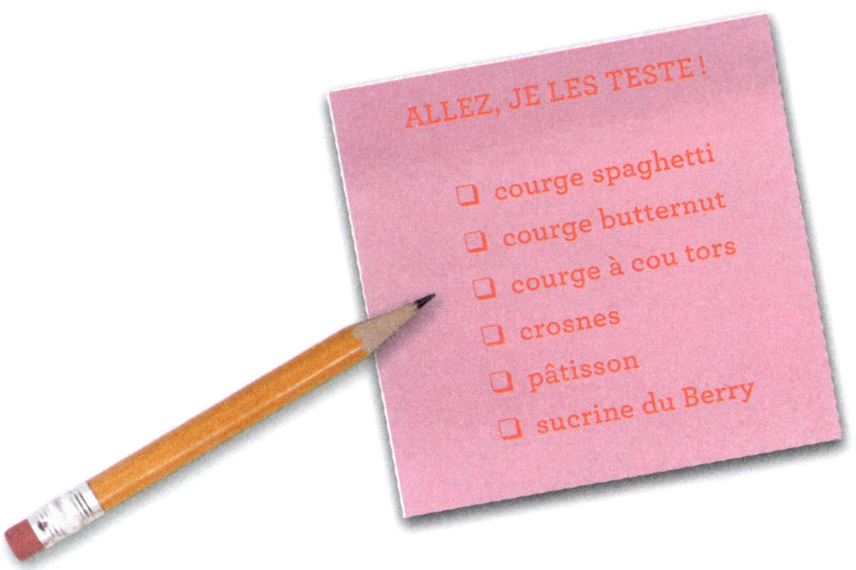
ALLEZ, JE LES TESTE !
courge spaghetti
courge butternut
courge à cou tors
crosnes
pâtisson
sucrine du Berry

Les légumes de nos grands-mères

Poêlée de courge aux oignons

Env. 1,50 €/personne

Pour 6 personnes

- **Préparation 15 mn**
- **Cuisson 25 mn**

Ingrédients :

- 1 kg de courge pelée et coupée en dés
- 1 oignon rouge finement émincé
- 2 CS d'huile d'olive vierge
- 1 cc de garam massala ou de curry
- sel et poivre
- 6 cc de coriandre fraîche ou de persil plat

Préchauffer le four à 200 °C (th. 6-7) et recouvrir une plaque de papier de cuisson.

Mettre les oignons et la courge sur la plaque, arroser d'huile d'olive et saupoudrer de garam massala (ou de curry), de sel et de poivre. Bien mélanger pour répartir l'huile et les épices.

Faire cuire au four pendant 25 minutes, jusqu'à ce que les légumes soient dorés, et remuer après 15 minutes pour uniformiser la cuisson.

Mettre les légumes dans un plat de service et garnir de coriandre ou de persil plat haché.

Flan aux herbes

Env. 1,50 €/personne

Pour 4 personnes

- **Préparation 20 mn**
- **Cuisson 30 mn**

Ingrédients :

- 4 petits œufs de poule entiers
- 175 g d'oignons nouveaux
- 100 g de feuilles de blettes
- 2 cc d'aneth
- 2 cc de persil
- 2 cc d'estragon
- 2 cc d'huile de colza ou d'huile d'olive
- sel et poivre de Cayenne

Préchauffer le four à 175 °C (th. 5-6).

Casser les œufs dans une terrine, saler et poivrer. Mélanger à la fourchette.

Peler les oignons, les laver et les hacher finement. Les ajouter aux œufs en mélangeant.

Laver les feuilles de blettes, l'aneth, le persil et l'estragon, puis les essorer. Les mettre dans le bol d'un mixeur avec l'huile, puis mixer longuement.

Incorporer la préparation à base d'œufs et verser le tout dans un moule en silicone (à manqué ou à cake). Enfourner et laisser cuire 30 minutes.

Se déguste chaud ou tiède.

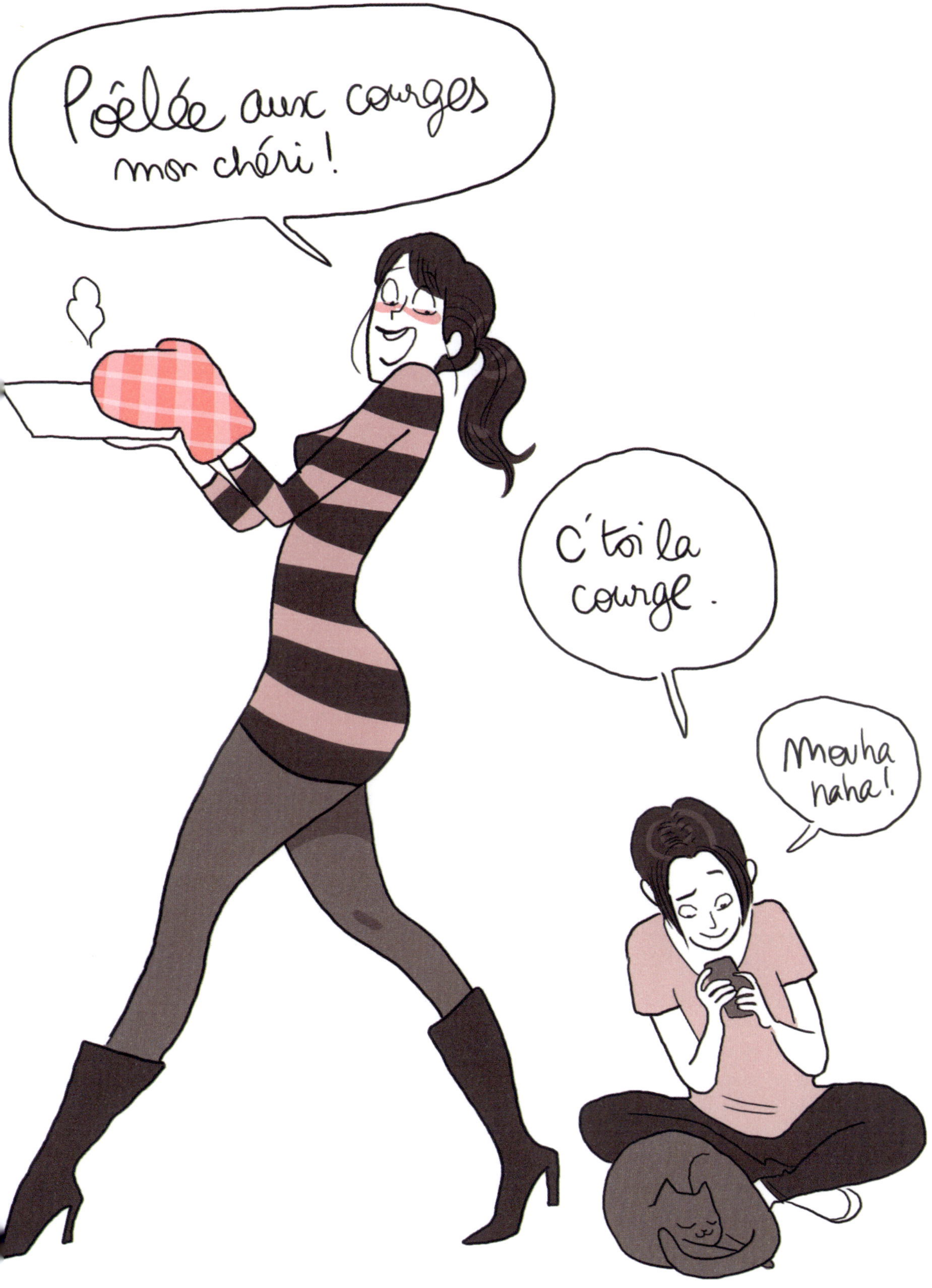
Poêlée aux courges mon chéri !
C'toi la courge.
Mouha haha !

6. JE COMPOSE MON PANIER LÉGER

Faire les courses, c'est un peu comme faire les soldes : si vous n'achetez une petite jupe que parce qu'elle n'est pas chère, elle restera au fond du placard avec les autres petites robes pas chères, mais immettables… Alors, si vous stockez chez vous des barres chocolatées parce qu'elles étaient en promo, ne venez pas après vous plaindre que vous avez cédé à la tentation !

Méfiez-vous des pièges en promotion
OK pour les pâtes, la lessive, le shampoing et la promotion sur les rôtis si vous possédez un congélateur.
Mais oubliez les packs de biscuits vendus par six (les enfants en consomment beaucoup), les promos sur les sodas (il y a des anniversaires prévus ce mois-ci) et les lots de chocolats de Pâques ! Vous allez remplir vos placards de tentations.

Rendez-vous à la boulangerie une fois par semaine
Si vous manquez de temps pour passer à la boulangerie et acheter du pain frais, évitez de stocker du pain de mie : celui-ci est souvent riche en graisses et sucres ajoutés. Préférez le pain de la boulangerie. Une fois par semaine, achetez plusieurs pains complets ou semi-complets et faites-les trancher. Congelez le tout et sortez chaque jour la juste portion dont vous avez besoin.

Rendez-vous à l'hypermarché une fois par mois
C'est un fait, les prix sont plus bas dans les hypermarchés. En revanche, les tentations y sont très grandes, car la taille des rayons et du caddie vous invite à acheter toujours plus. Il est donc recommandé de partir avec une liste précise et de s'y tenir !

Allez au marché une fois par semaine
Vous y trouverez des fruits et légumes de saison. Pour ne pas acheter trop ou pas assez, établissez vos menus de la semaine à l'avance. Les quantités sont souvent difficiles à définir, alors voici quelques astuces.

Je fais mes stocks !

! Une fois par mois, vous pouvez y faire un stock des produits suivants, les plus onéreux :

- lessive, produits ménagers ;
- produits de toilette ;
- viandes ;
- filets de poisson surgelés ;
- lait, eau minérale ;
- épices, huile ;
- miel, confiture.

Pour un plat à base de...

- Pommes de terre = 3 pommes de terre moyennes par personne.
- Aubergines = 2 aubergines pour 4 personnes.
- Courgettes = 3 courgettes pour 4 personnes.
- La soupe est un plat économique. Avec 2 poireaux, 2 carottes, un oignon et une courgette, vous pouvez préparer une grande marmite de soupe. Quand on met des courgettes, on enlève les pommes de terre, car la courgette fait déjà le « liant », et on obtient une soupe 100 % légumes.

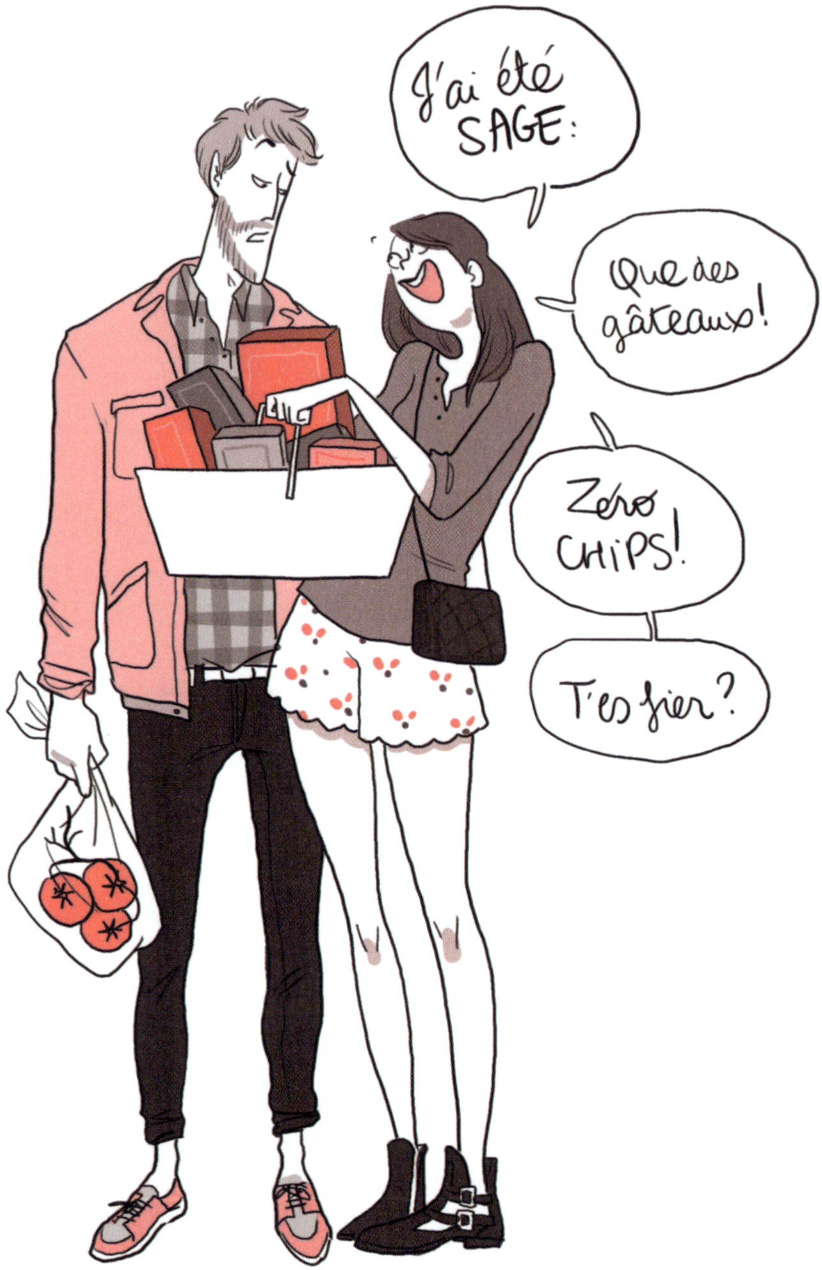
J'ai été SAGE :
Que des gâteaux !
Zéro CHIPS !
T'es fier ?

Je fais des économies !

Je n'achète pas : chips • friandises • sodas

J'achète la juste quantité : biscuits (ce sont des friandises !) • chocolat

Astuce antitentation !

Si vous avez des enfants, comptez le nombre exact de biscuits nécessaires pour leur goûter, et n'en achetez pas plus qu'il ne faut. Cela les habituera eux aussi à choisir une juste portion et à ne pas finir le paquet à chaque goûter. Ne stockez pas non plus de sodas : réservez-les pour des moments exceptionnels.

Le meilleur moment ?

On est toujours tenté d'acheter plus de nourriture que prévu lorsque l'on a faim ! De plus, faire ses courses l'estomac vide peut inciter au grignotage et pousser à l'achat d'aliments souvent gras et sucrés (chips, confiserie, biscuits...). Alors faites vos courses après avoir mangé, le ventre plein !

Le pain est une denrée assez coûteuse

Investissez dans une machine à pain ! La machine coûte en moyenne 100 euros, mais l'investissement sera rentabilisé en six mois environ si vous dépensez 10 euros de pain à la boulangerie chaque semaine.

7. J'AIME LE LUXE ! MAIS JE NE ME RUINE PAS

D'accord, je ne peux pas m'offrir ce sac Hermès, mais j'ai quand même le foulard ! Une petite touche de luxe, ça fait du bien, pas vrai ? Afin de donner un air de fête à votre alimentation, certains produits, même s'ils sont un peu plus chers, peuvent régaler vos papilles et ne pas alourdir vos plats. Parce qu'ils peuvent être utilisés par petites touches, ils ne vous ruineront pas !

Le safran

Son prix est élevé : 6 euros le gramme.

C'est d'ailleurs pour cette raison qu'il faut parfois le demander en caisse des supermarchés, car les voleurs connaissent cette denrée rare. Le safran est un fabuleux exhausteur de goût. C'est une fleur fragile dont le pistil répand sur vos plats une belle couleur jaune. Il se marie aussi bien à des plats sucrés que salés, et il apporte une touche d'élégance et d'originalité à des recettes simples. Par exemple, le riz cuit additionné d'une touche de safran devient un plat de fête !

Comment l'utiliser ?

Le safran diffuse son parfum tout en douceur. Il est donc recommandé de le laisser infuser dans un peu d'eau afin qu'il exprime toute sa saveur. Il faut éviter de le faire cuire. L'idéal est de l'ajouter à vos sauces 10 minutes avant la fin de la cuisson. Pour réaliser des sauces légères et égayer vos viandes blanches, diluez-le dans un peu de lait écrémé. Vous pouvez par exemple laisser mariner votre émincé de poulet avec une touche de safran. Et si vraiment c'est trop cher, faites du trompe-l'œil au curcuma.

Flan parisien

Env. 0,50 €/personne
Pour 6 personnes
• Préparation 10 mn
• Cuisson 45 mn

Ingrédients:
- 100 g de farine
- 2 œufs moyens de poule entiers
- 40 g de sucre en poudre
- 500 ml de lait écrémé
- 2 CS de fleur d'oranger
- 1 cc de beurre doux
- 1 sachet de sucre vanillé

Préchauffer le four à 180 °C (th. 6). Dans une jatte, mettre la farine et casser les œufs un par un. Bien mélanger. Ajouter le sucre, le lait puis l'eau de fleur d'oranger.

Prendre de préférence un plat carré de 16 centimètres de côté, le beurrer et verser la pâte. Enfourner pour 45 minutes. À la sortie du four, saupoudrer le sucre vanillé.

Les champignons
Leur prix d'achat est élevé: environ 20 euros le kilo de cèpes. Mais si vous les cueillez vous-même, c'est gratuit! Attention alors à bien contrôler votre cueillette chez votre pharmacien avant de les consommer. Leur saveur très soutenue permet souvent d'apaiser une envie de plat corsé. Le champignon donne de la chaleur à vos plats et il est extrêmement léger en calories. Selon les saisons, vous pouvez varier les plaisirs: les champignons de Paris toute l'année, les girolles en fin d'été, les cèpes en automne.

Comment les utiliser ?

Une astuce consiste à les hacher menu avec du persil. Vous pourrez alors réaliser une farce très légère et riche en goût, ou un assaisonnement riche en sels minéraux pour vos pâtes.
Le champignon de Paris peut se consommer cru. Taillé en fines lamelles, il est un allié des moments difficiles, lorsque l'estomac tiraille. Une petite faim? Croquez dans un champignon!

Je varie aussi les huiles vierges!

! Elles sont coûteuses: en moyenne 6 euros le litre. Préférez les huiles vierges de première pression à froid: noix, noisette, cameline, pépins de raisin, argan… Il suffit d'utiliser un petit vaporisateur pour en consommer une juste proportion et savourer un plat qui fera voyager vos papilles.

La fleur d'oranger

Son prix est élevé : 5 euros le flacon. Mais la petite bouteille peut se conserver longtemps et quelques gouttes suffisent pour rehausser la saveur d'un plat.
Si, par exemple, dans le cadre de votre programme alimentaire, vous commencez à vous lasser des crudités, et notamment des carottes râpées, déposez une goutte de fleur d'oranger dans votre assiette. Vous serez emportée au Maroc, dans les souks de la médina.

> **Comment l'utiliser ?**
>
> Pour un litre de lait, prévoyez 4 cuillères à soupe de farine de riz, 2 de sucre et une cuillère à soupe de fleur d'oranger. Ajoutez la fleur d'oranger lorsque la préparation s'épaissit. Vous pouvez aussi ajouter quelques fruits secs avant de placer vos ramequins au réfrigérateur. Et voilà comment créer un dessert peu coûteux et ultraléger !

La vanille

C'est un produit coûteux : environ 1 euro la gousse. Mais il apporte beaucoup de douceur et permet d'éviter de trop sucrer.

> **Comment l'utiliser ?**
>
> Une astuce consiste à planter une gousse entière de vanille dans un pot rempli de cassonade. Le sucre s'imprégnera de la saveur de la vanille. Vous pouvez aussi laisser tremper ou chauffer la gousse de vanille dans un peu de lait écrémé. Il est alors inutile de sucrer, car la saveur du lait devient chaleureuse et réconfortante.

Les fruits rouges

Myrtilles, groseilles, framboises, cassis... Le plus souvent vendus en petites barquettes, ils sont hors de prix : jusqu'à 5 euros la barquette de 125 grammes !
Dès le début de l'été, vous pouvez partir en promenade pour les cueillir vous-même, occasion de bouger et de marcher. Les mûres sont généralement nombreuses sur le bord des chemins fin août et début septembre.
Vous pouvez aussi attendre la fin des marchés : lorsqu'il y a des invendus, les maraîchers bradent ces fruits fragiles. S'ils sont un peu flétris, vous pouvez les mixer et en faire des coulis que vous congèlerez facilement.

La cannelle

Son prix est élevé : 4 euros le pot en verre de trois bâtons non moulus. Mais quelques pincées suffisent !

> **Comment l'utiliser ?**
>
> Comme le safran, la cannelle apporte une touche festive à vos plats. Elle permet également d'éviter de sucrer. Saupoudrez par exemple une touche de cannelle sur un pamplemousse découpé en quartiers et vous en ôterez l'amertume. Dans une salade de fruits, mêlez la cannelle avec une ou deux feuilles de menthe finement découpées et votre dessert devient aussitôt bien moins ennuyeux.

Aiguillettes de volaille forestières

Env. 3 €/personne
Pour 2 personnes
• Préparation 5 mn
• Cuisson 8 mn

Ingrédients :
- 2 blancs de poulet
- 300 g de girolles surgelées
- 4 pulvérisations d'huile en spray
- 1 cc d'huile d'olive vierge
- 4 CS de crème fraîche allégée 4 % et 5 %
- 2 brins de cerfeuil
- sel et poivre

Tailler les blancs de poulet en aiguillettes. Porter à ébullition de l'eau dans une casserole avec une pincée de sel, y plonger les girolles et les faire cuire 30 secondes à partir de la reprise de l'ébullition. Les égoutter, les éponger et les réserver.

Donner 4 pulvérisations d'huile dans une sauteuse antiadhésive et la porter sur feu vif. Y saisir les aiguillettes 3 minutes, tout en remuant. Les assaisonner de sel et de poivre. Les retirer et les réserver.

Verser la cuillerée à café d'huile dans la sauteuse, ajouter les champignons et laisser cuire 4 minutes, en remuant de temps en temps. Incorporer les lanières de poulet et la crème et remuer pendant 30 secondes. Pour servir, décorer de cerfeuil.

Pourquoi ne pas remplacer les girolles par des champignons de Paris surgelés ?

Gâteau aux fruits rouges

Env. 2 €/personne
Pour 6 personnes
• Préparation 15 mn
• Cuisson 25 mn

Ingrédients :
- 500 g de fromage blanc 0 % nature
- 50 g de farine
- 3 œufs moyens de poule entiers
- 500 g de fruits rouges
- 1 sachet de sucre vanillé
- 60 g de lait entier concentré sucré

Préchauffer le four à 180 °C (th. 6). Utiliser un moule en silicone de 24 cm de diamètre.

Dans un saladier, mélanger le fromage blanc, la farine et le lait concentré. Séparer les blancs des jaunes d'œufs. Ajouter les jaunes dans le saladier et mélanger. Battre les œufs en neige et les incorporer délicatement à la préparation. Verser dans le moule et enfourner pour 30 minutes.

Démouler le gâteau, laisser refroidir, puis disposer les fruits rouges sur le dessus. Saupoudrer ensuite le sucre vanillé sur les fruits.

8. CHER ? ALLÉGÉ ? JE LIS LES ÉTIQUETTES

C'est écrit en gros ! 20 % de produit offert, et en plus, c'est light ! J'achète ? Pas forcément ! J'emprunte d'abord la loupe de Sherlock Holmes pour déjouer les pièges des promesses agroalimentaires...

Je ne confonds pas « composition » et « ingrédients »
Les industriels ont tendance à jouer sur cette ambiguïté. La composition vous renseigne sur le pourcentage de lipides, sucres, etc., mais elle ne vous indique pas ce que le produit contient. Pour le savoir, il faut lire la liste des ingrédients. Alors, on ne se fie pas au bel épi de blé photographié sur le paquet et on poursuit notre enquête.

Je lis attentivement l'ordre des ingrédients
C'est la loi : elle est présentée dans l'ordre d'importance des substances. Prenons par exemple la liste des ingrédients indiquée sur deux boîtes de thon de même poids. Tiens, tiens, sur celle dont le prix défie toute concurrence, il est indiqué : « eau, thon ». Et sur la seconde, beaucoup plus chère : « thon, eau »... La différence de tarif est donc justifiée : dans la première boîte, on vous vend principalement de l'eau... puis du thon.

Je me méfie des sucres cachés
Amidon transformé de maïs, sirop de sucre inverti, sirop de glucose : toutes ces appellations sont des dérivés transformés du sucre. Si vous en trouvez deux ou trois dans une même liste d'ingrédients, fuyez le produit !

Je traque les graisses
Huile végétale, graisses hydrogénées, huile de palme : ces appellations mentionnent les graisses et ce ne sont pas les meilleures. En effet, des recherches ont prouvé que l'huile de palme, raffinée ou hydrogénée, contribuait à l'augmentation de notre cholestérol. Bon appétit... Donc, choisissez de bonnes matières grasses végétales (2 cuillères à café par jour sont nécessaires au minimum).

J'évite les additifs

Ils sont référencés sous la forme d'un code qui commence par un E (E104, E627). Ils ne sont pas tous chimiques, mais ils ne coûtent pas cher. C'est pourquoi les industriels ont tendance à en abuser : colorant couleur carotte par-ci, saveur fromage par-là. Privilégiez plutôt la version qui mentionnera « aux extraits de » plutôt que « au goût de » ou « arôme machin », qui sont plutôt mauvais signe, ou, mieux, le bon basique nature, que vous améliorerez vous-même de produits frais.

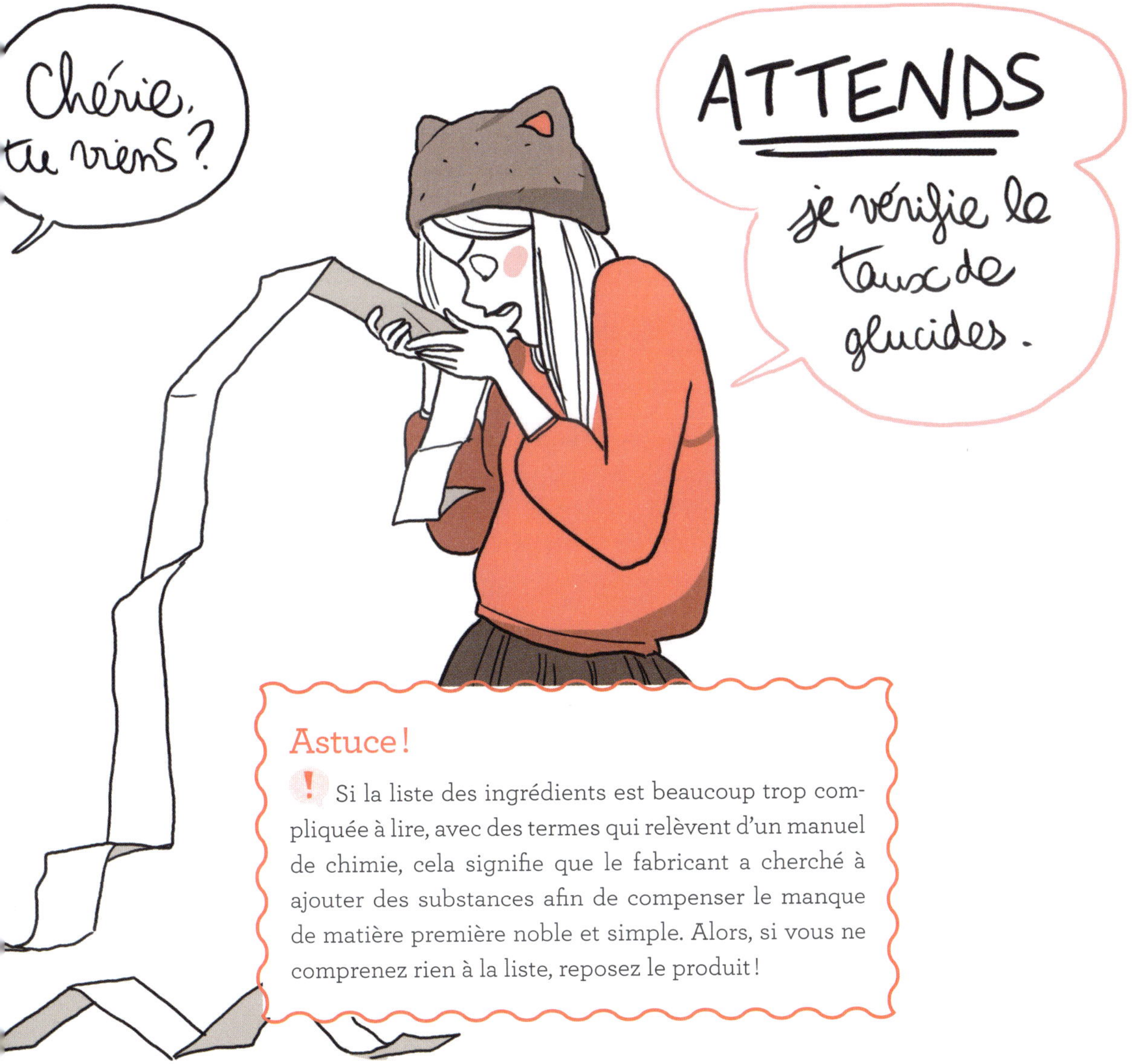
Chérie, tu viens ?
ATTENDS je vérifie le taux de glucides.

Astuce !

Si la liste des ingrédients est beaucoup trop compliquée à lire, avec des termes qui relèvent d'un manuel de chimie, cela signifie que le fabricant a cherché à ajouter des substances afin de compenser le manque de matière première noble et simple. Alors, si vous ne comprenez rien à la liste, reposez le produit !

9. JE FAIS MOI-MÊME MES PLATS SURGELÉS !

Ma voisine est parfaite : elle est le croisement improbable de Bree Van de Kamp et de Caroline Ingalls. Quand je vois les menus qu'elle concocte, ça me fiche un coup au moral. Chez elle, un délicieux fumet de soupe maison, la table mise à l'avance dans un dégradé de bleu porcelaine, et chez moi, le « ding » du micro-ondes et le plastique du plat à percer avant de déguster.

J'oublie les plats tout prêts

Les plats tout prêts sont extrêmement coûteux : de 3 à 5 euros la barquette pour deux personnes, cela constitue un repas très onéreux pour une famille de quatre personnes. Mais ce n'est pas tout : plus vous chercherez à faire des économies en choisissant les plats tout prêts bon marché, plus vous consommerez des ingrédients néfastes à votre santé et à votre poids. Par conséquent, si vous devez acheter des plats surgelés cuisinés, lisez bien la liste des ingrédients et sortez votre porte-monnaie...

Je prends du temps lorsque j'en ai

Mais si, ça vous arrive, et c'est un bon prétexte pour éviter d'aller voir cette expo d'art contemporain que tout le monde a vue et dont vous vous fichez royalement ! Au marché, achetez une grande quantité de légumes et préparez une ratatouille que vous congèlerez en petites portions. La soupe se prépare aussi très facilement à l'avance et en grande quantité. Vous pouvez utiliser des bouteilles en plastique d'eau minérale pour la congeler. Le fait de cuisiner plusieurs plats d'affilée vous permet de gagner du temps (car vous salissez votre cuisine une seule fois et non pas tous les soirs !).

Mes recettes portionnables

Crumble de poire aux pépites de chocolat

Env. 1,50 €/personne

Pour 6 personnes

- **Préparation 10 mn**
- **Cuisson 30 mn**

Ingrédients :

- 6 petites poires bien mûres
- le jus d'1/2 citron
- 1 gousse de vanille
- 120 g de flocons d'avoine
- 6 cc de margarine végétale
- 2 CS de sucre roux
- 40 g de pépites de chocolat (noir, lait ou blanc)

Préchauffer le four à 180 °C (th. 6).

Peler et couper les poires en dés. Les disposer dans un moule à manqué et les asperger d'un peu de jus de citron. Fendre la gousse de vanille en deux et gratter les grains au-dessus des poires.

Dans un saladier, mélanger les flocons d'avoine, la margarine, la cassonade et les pépites de chocolat. Mélanger du bout des doigts pour obtenir une pâte friable. Répartir sur les poires et glisser au four 30 minutes.

Servir tiède.

Je mise sur les fabrications portionnables

Ne congelez pas des portions trop grosses, car vous allez vous retrouver avec un énorme bloc à décongeler et à manger dans les 48 heures. Utilisez des petits sachets ou des petites barquettes de façon à pouvoir les utiliser rapidement au cours d'un seul repas. Ainsi, il n'y aura aucun reste.

Je profite des fruits et légumes de saison

Lorsque c'est le mois de la courgette, je cuisine une grande quantité de courgettes, et ainsi de suite. De cette façon, je peux profiter de légumes ensoleillés au début de l'hiver, et également profiter des tarifs compétitifs. Je peux aussi par exemple réaliser de grandes quantités de compotes avec des pommes achetées en gros et je fais des économies.

Velouté Choisy

Env. 2 €/personne
Pour 4 personnes
• Préparation 15 mn
• Cuisson 14 mn

Ingrédients :

- 1 oignon
- 2 courgettes
- 1 laitue
- 1 cc de margarine végétale allégée 60 %
- 1 cube de bouillon dégraissé
- 2 cc de menthe
- 100 ml de lait demi-écrémé
- sel et poivre

Peler et émincer l'oignon. Couper l'extrémité des courgettes, les détailler en cubes sans les peler. Trier, rincer et essorer les feuilles de salade, les couper grossièrement avec des ciseaux.

Dans un autocuiseur, faire chauffer la margarine, y faire fondre la salade tout en remuant. Ajouter l'oignon, les cubes de courgettes et 1 cc de menthe. Mélanger 2 à 3 minutes puis verser 60 cl d'eau froide.

Porter à ébullition, diluer la tablette de bouillon et fermer hermétiquement. Laisser cuire 10 minutes à partir de la mise en rotation de la soupape.

Mixer le potage, ajouter le lait et parsemer la menthe restante. Mélanger, rectifier l'assaisonnement en sel et donner un tour de moulin à poivre.

Servir chaud ou froid.

Je cuisine une fois par mois !

! En Angleterre, on appelle cette façon de cuisiner le *one month cooking*. Celles qui la pratiquent consacrent une journée par mois aux courses et à la cuisine. Il est encore plus efficace et amusant de cuisiner à plusieurs : vous pouvez par exemple préparer vos plats surgelés avec une voisine, chacune y va de sa recette, la prépare en grande quantité, puis vous partagez et mélangez vos créations ! Lancez la mode en France !

Ratatouille

Env. 2 €/personne

Pour 12 personnes

- **Préparation 25 mn**
- **Cuisson 1 h 40**

Ingrédients :

- 4 pulvérisations d'huile en spray
- 2 oignons hachés grossièrement
- 2 gousses d'ail émincées
- 4 tomates coupées en gros dés
- 4 poivrons coupés en morceaux de 2 à 3 cm
- 2 courgettes coupées en gros dés
- 2 aubergines coupées en gros dés
- 10 g de basilic ciselé
- 5 cc d'origan frais
- 5 cc de thym frais
- sel et poivre

Préchauffer le four à 190 °C (th. 6-7).

Vaporiser d'huile une grande plaque allant au four. Ajouter les oignons et l'ail. Vaporiser à nouveau d'huile et cuire 10 minutes au four en remuant deux fois.

Ajouter tous les autres ingrédients. Bien mélanger et couvrir d'une feuille d'aluminium. Bien sceller l'aluminium autour de la plaque. Faire cuire environ 1 h 30, en remuant de temps en temps. Laisser refroidir un peu avant de servir.

Cette ratatouille se conserve 4 à 5 jours au réfrigérateur et peut aisément être congelée.

Je soigne mon emballage !

! Quand on congèle ses petits plats maison, quelques règles indispensables sont à respecter :

- on ne congèle que des aliments froids, au risque de voir apparaître du givre ;
- sur chaque produit emballé, on colle une étiquette sur laquelle doivent être indiqués le contenu et la date de congélation ;
- les emballages doivent être parfaitement hermétiques, c'est-à-dire étanches et vides d'air ; on peut utiliser des sacs en plastique, de l'aluminium épais, du film plastique, des barquettes en aluminium ou des boîtes en plastique.

10. LE PRIX DE LA JUNK-FOOD

C'est bon marché… mais c'est votre ligne qui va payer !

On ne se rend pas compte de ce que l'on mange

On a tous une copine foutue comme Kate Moss qui dévore à table et qui ne prend pas un gramme. On a bien dit « à table ». Mais pendant que vous piochez dans les chips et les cacahuètes à l'apéro, votre Kate Moss nationale sirote une eau gazeuse… Allez, pour se détendre, elle ajoutera éventuellement une tranche de citron…

Afin de mieux réaliser les quantités que nous absorbons lorsque nous mangeons vite, pas cher et sur le pouce, nous avons choisi comme repères quelques plats dont on sait qu'ils ne sont pas particulièrement légers. Par exemple, une barquette de cassoulet représente un repas très riche, deux fois plus qu'une salade de pâtes.

Aliment	Équivalence
• 6 poignées de chips	• 1/2 pizza jambon-fromage (225 g)
• un gros hamburger	• un cassoulet
• 9 nuggets	• 2 parts de tarte oignons-lardons (200 g)
• une petite bouteille de Coca	• 6 cuillères à café de miel
• un bâtonnet glacé enrobé de chocolat	• 4 tranches de saucisson sec
• une grande portion de frites	• une assiette de raviolis au bœuf
• une pizza à emporter	• 2 filets mignons de porc avec ses tagliatelles
• un brownie entier	• un cheeseburger
• 2 barres chocolatées	• un sandwich thon-œuf-crudités
• 2 barres céréalières	• 1/2 sandwich poulet rôti-crudités
• 4 saucisses de Strasbourg	• 4 boules de glace
• 7 poignées de cacahuètes	• une choucroute garnie
• un bol de céréales pour enfants	• une belle escalope de poulet
• 6 biscuits chocolatés	• un couscous surgelé (300 g) ou un couscous boulettes
• une portion de flan nature	• un curry de poisson avec du riz (une portion de 300 g)
• un pain au chocolat	• un gratin de chèvre aux courgettes (ou une petite part de gratin dauphinois)
• 2 tranches de cake nature	• une blanquette de veau

On a tendance à bouder les repas

Notre copine Kate Moss a boudé les cacahuètes, évité les biscuits et snobé les sodas. En revanche, elle se sert généreusement à table. D'ailleurs, il y a toujours une fille pour remarquer : « Mais qu'est-ce que tu bouffes ! On se demande vraiment où tu mets tout ça ! » C'est vrai que manger de la junk-food, ça se remarque moins : un petit muffin par-ci, un soda par-là, et on arrive au moment du repas sans plus vraiment avoir faim, alors on chipote dans son assiette en jalousant notre copine filiforme...

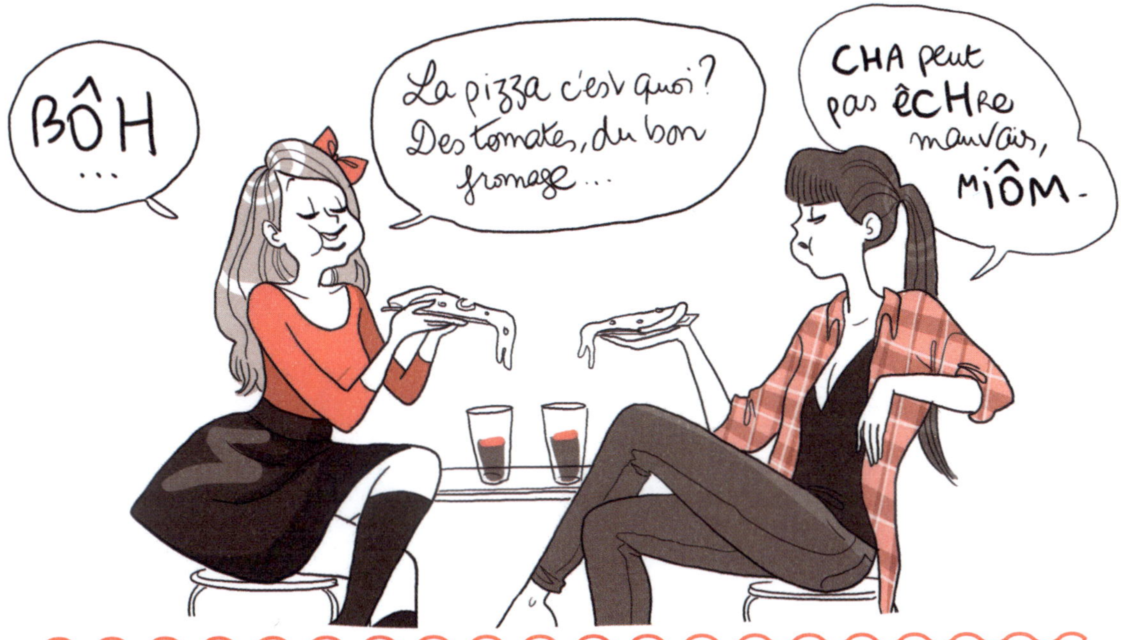
BÔH ...
La pizza c'est quoi ? Des tomates, du bon fromage...
CHA peut pas êCHre mauvais, MIÔM.

Devinette

! Je prends un verre chez des amis. Je bois un Coca et je pioche cinq ou six fois dans les cacahuètes car je commence à avoir faim. Puis je file au fast-food avant la séance de cinéma. Là, je choisis le menu grande portion de frites-hamburger-glace... Combien de portions de cassoulet ai-je consommées en une soirée ?

Réponse : environ 3, soit 900 g !
Si, au contraire, au cours de cette même soirée, je consomme quelques tomates cerise en sirotant une eau gazeuse, puis que je déguste chez une amie un délicieux coq au vin maison servi avec du riz, et une salade de fruits en dessert, j'aurai fait un repas équilibré et je me serais régalée, sans dégâts pour ma ligne !

11. JE ME CONCOCTE UN BON PETIT DÉJEUNER

Le matin, je ne suis pas dispo avant mon café et ma clope. Ensuite, il faut que je fonce sous la douche, et après je me maquille dans le bus... Alors le petit déj' équilibré, c'est dans mes rêves ! Bon... et je fais comment pour rééquilibrer tout ça ?!

J'oublie les produits « spécial petit déjeuner »
Ils sont chers: environ 1 euro la barre céréalière, 2 à 3 euros le paquet de céréales « de régime », 2 à 3 euros la bouteille de jus de fruit pur jus. Et en plus ils sont sucrés. Le bien-être fait vendre mais la note s'alourdit. Votre poids, lui, ne bouge pas d'un gramme sur la balance, et pour cause. Malgré toutes les allégations marketing, ces produits sont particulièrement sucrés et ils ne satisfont pas notre appétit.

Je mise sur des produits tout simples
Du pain complet tranché, une noisette de beurre ou de confiture, une orange ou un kiwi, un thé ou un café. C'est tout simple et ce n'est pas cher. Et si je n'ai pas de passion particulière pour le petit déjeuner traditionnel, je peux aussi manger un yaourt avec une pointe de miel ou un œuf à la coque.

Et si je n'ai pas faim ?
C'est sûr, « rien » semble économique au premier abord... Mais vous aurez faim dans la matinée, il est donc recommandé de prévoir une collation facile à emporter au bureau afin d'éviter de grignoter des biscuits ou des barres chocolatées. Par exemple, une pomme ou une gourde de compote et deux tranches de pain. Pensez aussi aux fruits secs: les amandes et les noisettes peuvent donner de la saveur au pain.

Petits déj' tout simples et légers

- 2 tranches de pain de mie (50 g) grillées
  + 2 cc de confiture
- 20 cl de lait demi-écrémé
  + 2 cc de cacao sucré ou
  1 cc de cacao non sucré
- 1 banane (ou autre fruit)
- café, thé ou tisane

- 1 œuf à la coque
- 2 tranches de pain complet
  + 1 cc de margarine
- 1 orange
- café, thé ou tisane
  + 10 cl de lait demi-écrémé ou
  1 yaourt nature

- 4 biscottes ou 60 g de pain
  + 1 CS de confiture
- 2 petits-suisses à 0 % ou 1 yaourt nature
  + 1 fruit coupé (selon la saison)
- café, thé ou tisane

- 2 tranches de pain de seigle (50 g)
  + 1 cc de beurre ou 2 cc de beurre à 41 %
- 1 tranche de jambon de volaille
- 20 cl de lait demi-écrémé ou
  1 fromage blanc 0 %
- 1/2 pamplemousse (ou autre fruit)
- café, thé ou tisane

L'ESSENTIEL !

Les trois éléments nutritionnels essentiels pour un petit déjeuner équilibré sont :
- un glucide (pain ou céréales pas trop sucrées) ;
- un laitage ;
- un fruit.

Le saviez-vous ?

! Dans certains paquets de céréales pour enfants, il y a presque autant de sel que dans un litre d'eau de mer.

Test : *raconte-moi ton petit déjeuner et je te dirai qui tu es*

1. Le matin, mon premier geste, c'est de :

a. Éteindre le réveil et me rendormir.

b. M'étirer à fond avec délice dans mon lit.

c. Me lever, aérer ma chambre et prendre une bonne douche.

2. Je ne peux pas démarrer ma journée sans :

a. Un café noir (et une cigarette !).

b. Un croissant qui croustille.

c. Un plateau complet avec du pain, du beurre et un jus d'orange.

3. Le matin, il m'arrive souvent de :

a. Ne pas prendre de petit déjeuner, parce que je n'ai pas faim et que je suis en retard.

b. Emporter une collation que je grignote dans ma voiture.

c. Dire à mon mari qu'il devrait prendre un petit déjeuner…

4. À 10 heures…

a. Je prends un café.

b. Je m'offre une petite pause gourmande.

c. Je croque dans une pomme.

5. Dans mon frigo, il y a :

a. Pas grand-chose… Il est quasi vide, je n'ai pas eu le temps de faire les courses.

b. J'avoue, des Kinder® Pingui.

c. Des oranges, du lait frais, des yaourts…

6. Lorsque je fais mes courses :

a. J'ai du mal à m'organiser et je file souvent à la supérette du coin le dimanche soir pour parer au plus pressé.

b. J'ai souvent du mal à résister aux nouveautés, j'adore découvrir !

c. Je suis la liste que je me suis fixée.

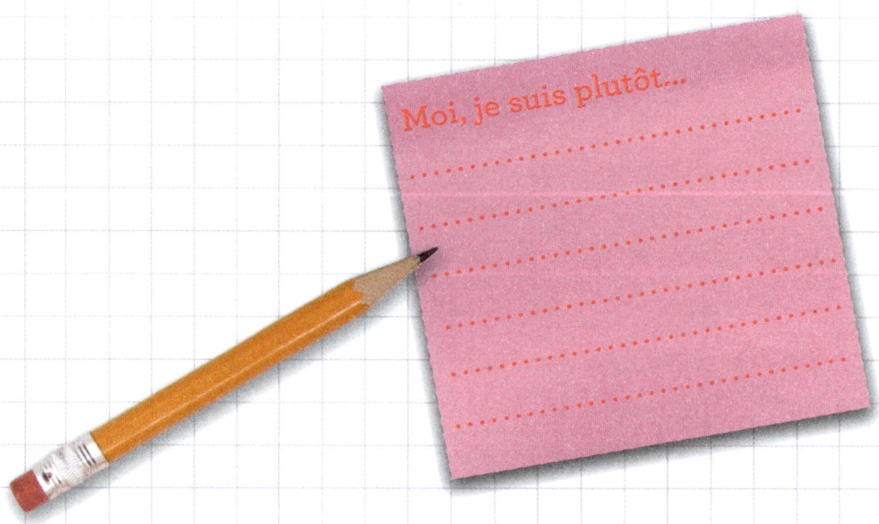

Résultats

VOUS AVEZ UNE MAJORITÉ DE A

Respirez !

Vous vous réveillez… après le réveil… Vous commencez par détester votre coupe de cheveux, haïr vos collants qui se déchirent et abhorrer votre cafetière parce qu'il n'y a plus de capsules. L'instant du petit déjeuner est pour vous un moment de stress : vous êtes souvent en retard, fatiguée par ce réveil tardif et vous avez tendance à filer au travail le ventre vide. Si parfois vous avez faim, vous piochez dans ce que vous trouvez dans les placards, dont le vide intersidéral vous donne le vertige, mais franchement, vous n'avez jamais le temps de faire les courses. Par conséquent, vous achetez au coup par coup quelques produits hors de prix à la supérette du coin. Il vous arrive d'avoir des fringales dans la matinée et vous les comblez grâce à une barre chocolatée achetée en vitesse dans un distributeur…

Aïe, aïe, aïe ! Votre petit déjeuner, souvent déséquilibré et coûteux, est révélateur d'un stress important ! Et si vous ménagiez un peu plus votre organisme ? Il va falloir le chouchouter !

VOUS AVEZ UNE MAJORITÉ DE B

La gourmandise est votre seconde nature.

Le soleil vient de se lever et si vous aviez le temps, vous lanceriez sur la table une grande nappe à carreaux. Vous êtes de bonne humeur, vous préparez même le petit déjeuner de toute la famille. Tandis que votre ado mâche consciencieusement ses céréales derrière sa frange en relisant attentivement la règle du jeu à l'arrière de la boîte, vous aimez vous faire plaisir, et ça commence dès le matin au saut du lit. Pour vous, il est hors de question de faire l'impasse sur le petit déjeuner ! C'est un instant doux et sucré que vous savourez avec délice avant de vous lancer dans votre journée.

Vos choix se portent souvent sur des viennoiseries croustillantes ou des brioches à peine sorties du four. Vous avez tendance à inviter à votre table des mets festifs… au quotidien. Ne vous privez pas totalement, car il est important de ne pas aller à l'encontre de sa nature, mais privilégiez la simplicité au cours de la semaine (du pain complet, un fruit en quartiers) et réservez au dimanche les brioches et pains au chocolat. Vous les apprécierez d'autant plus.

VOUS AVEZ UNE MAJORITÉ DE C

La simplicité et l'équilibre font partie de vous.

Vous savez marier équilibre et gestion de votre budget. Le petit déjeuner idéal, vous le connaissez par cœur. Disciplinée, vous appliquez les règles édictées à la lettre et vous tâchez de ne pas les transgresser. Il vous arrive même parfois de manger le matin alors que vous n'avez pas vraiment faim, car on vous a expliqué qu'il n'était pas recommandé de sauter un repas.

Laissez peut-être votre organisme et votre ressenti s'exprimer un peu plus : nous sommes humains et nous faisons tous de petits écarts. Ne culpabilisez pas si c'est un jour le cas, cela ne détruira pas pour autant le programme alimentaire que vous vous êtes fixé !

Un exemple : si, pendant les vacances, vos enfants goûtent aux céréales chocolatées, ça ne fera pas forcément d'eux des obèses en puissance et ils continueront à apprécier le beurre salé AOC marié à une petite confiture de figue, ne vous inquiétez pas…

12. JE DIS « NON » AU GRIGNOTAGE !

Si votre dernier vrai repas complet remonte à deux jours, ce chapitre est fait pour vous...

C'est trop injuste !
Chaque jour, vous vous dites : « Mais c'est trop injuste, je ne mange rien de la journée et pourtant je grossis ! » Observation...

Vous faites souvent l'impasse sur le petit déjeuner... parce que pas le temps et, en plus, y a plus de pain.
Comme vous avez fait l'impasse sur le petit déjeuner, vous avez une petite faim à 10 heures et vous dégustez un paquet de cookies devant votre ordinateur. La richesse de ce paquet est à peu près équivalente à celle d'un repas et le prix est d'environ 3 euros.

Vous fuyez la cantine à midi... parce que pas le temps et, en plus, c'est hyper gras.
Vous fuyez la cantine pour gagner du temps et travailler entre midi et deux, mais à 14 heures, vous demandez à votre collègue de bureau d'aller vous chercher un menu à la boulangerie. Un sandwich, un soda et parfois une part de flan ou une viennoiserie. Allez, 8 euros à débourser et l'équivalent d'un très gros repas calorique.

Vous ne cuisinez pas le soir... parce que pas le temps.
En revanche, vous grignotez un second paquet de cookies, ou la moitié d'un camembert, debout dans la cuisine ou affalée devant la télé. Encore 3 euros de plus et un cassoulet.

Coût total de l'opération : 14 euros et l'équivalent de trois gros repas. Alors, qui a dit que vous ne mangiez et ne dépensiez rien ?

Oui, le grignotage coûte cher !

Aliment	Équivalence
• 7 cookies	• un sandwich saucisson-beurre
• un beignet	• 1/2 sandwich saucisson-beurre
• une gaufre	• une tranche de foie gras
• un sachet de tartelettes au citron pur beurre	• 6 cuillerées de mayonnaise
• une barre chocolatée fourrée	• 1 steak

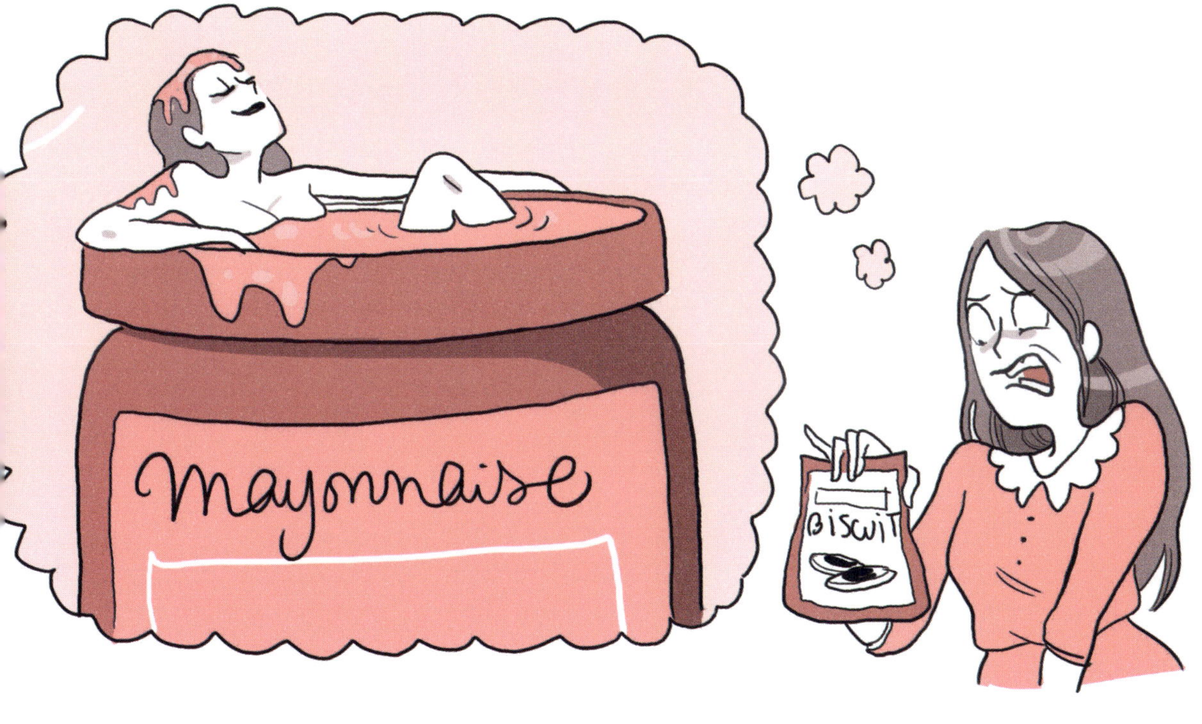

J'investis dans un petit carnet

! Je note au quotidien avec objectivité tout ce que j'ai mangé. Je n'oublie pas les petites bouchées piochées à la va-vite pendant que ma copine Stéphanie prépare un paris-brest. Je note tout ce que j'ai croqué et bu et tout ce sur quoi j'ai craqué !

Et pour éviter de grignoter, je fais comment ?

• *Règle d'or n° 1*

Je ne remplis pas mes placards de tentations. Sinon le spectre de la barre chocolatée va me trotter dans la tête jusqu'à ce que je cède.

• *Règle d'or n° 2*

J'ai toujours une bouteille d'eau minérale à portée de main. Un petit creux ?
Je commence par boire.

• *Règle d'or n° 3*

Je ne vis pas dans la cuisine. Une fois le repas terminé, je profite du salon, de la salle à manger... Je n'installe pas mon ordi à un mètre du réfrigérateur.

• *Règle d'or n° 4*

Je bouge. Si je reste cloîtrée chez moi toute la journée en pyjama, je vais sombrer dans le pot de glace ou la tablette de chocolat. Alors je m'habille, je sors, je vois du monde.

• *Règle d'or n° 5*

Je me complique la vie. J'évite d'acheter des produits faciles à manger, avec un emballage vite déchiré... Biscuits apéritifs, portions individuelles de fromage...

• *Règle d'or n° 6*

Quand ça ne va pas, j'appelle mes copines. Elles me réconforteront de façon bien plus efficace qu'une tablette de chocolat.

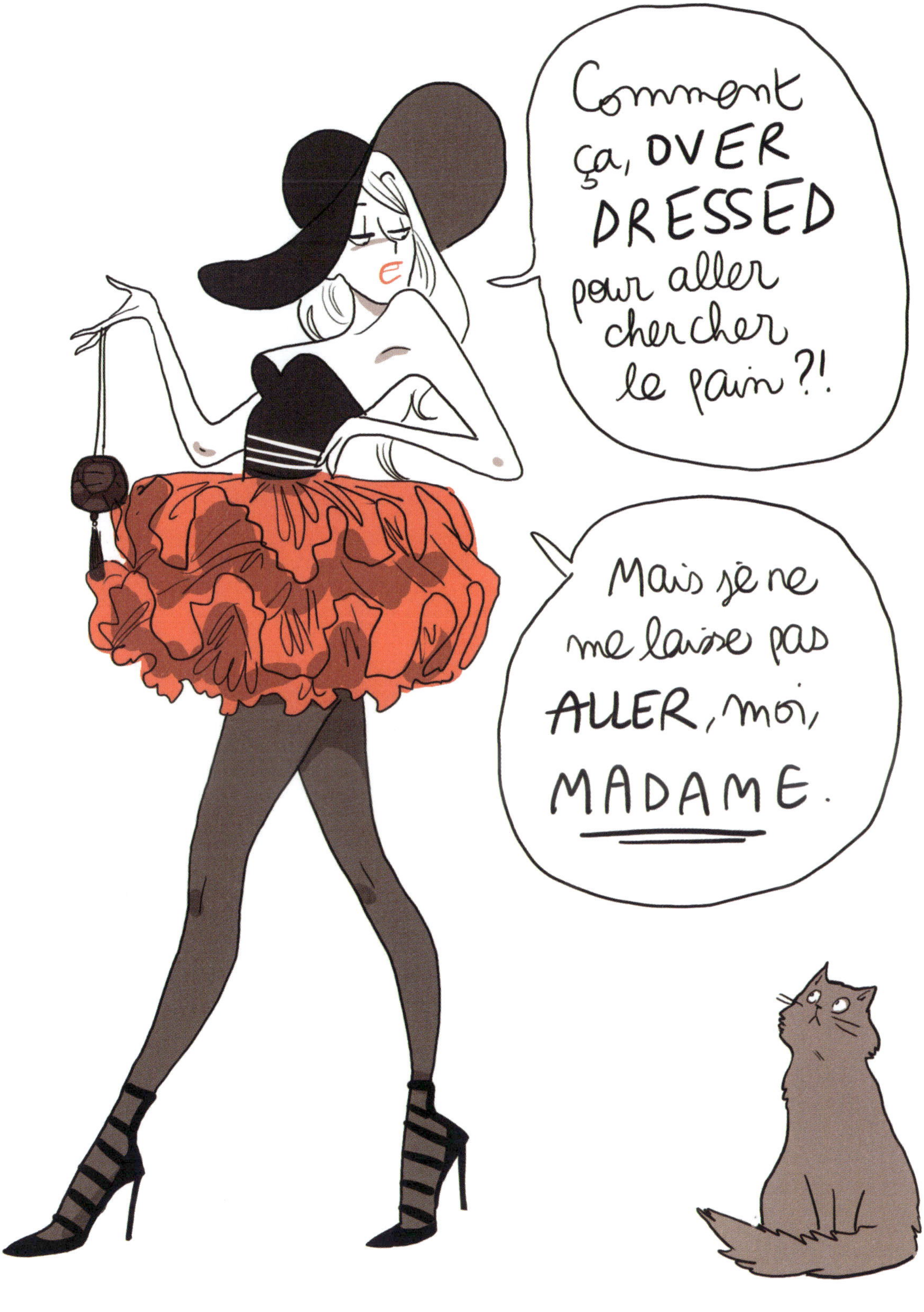
Comment ça, OVER DRESSED pour aller chercher le pain ?!
Mais je ne me laisse pas ALLER, moi, MADAME.

13. *JE M'ORGANISE !*

Chaque soir, c'est la même ritournelle. Les enfants ont faim, vous rentrez fatiguée, vous n'avez pas le temps de vous lancer dans une recette compliquée ni de réfléchir à ce que vous pourriez préparer. Alors pourquoi ne reviendriez-vous pas au bon vieux carnet de recettes ?

Construisez vos menus
Rien de tel que de prévoir ses repas à l'avance pour bien s'organiser et ne pas se retrouver le soir en panne d'inspiration, donc prête à manger n'importe quoi. Pourquoi n'installeriez-vous pas sur votre frigo un tableau magnétique pour noter les menus de la semaine ? Encore plus *in*, peindre un mur ou une porte avec une peinture spéciale effet ardoise. C'est très déco et ça vous permettra de voir en un clin d'œil ce que vous devez ajouter à votre liste de courses.

Équipez-vous d'un cuit-vapeur et d'un wok
Le dimanche soir, faites cuire deux ou trois légumes variés. Ne les assaisonnez pas et placez-les au réfrigérateur. Prévoyez également la cuisson de pâtes, riz et pommes de terre. Le soir à 19 heures, il vous suffira de marier les haricots verts déjà cuits avec le riz, ou les carottes avec les pommes de terre. Placez le tout dans un wok, ajoutez quelques épices et le tour est joué.

Prévoyez plusieurs recettes avec un seul légume
Par exemple, si vous faites cuire une grande quantité de courgettes dans votre cuit-vapeur, vous pouvez ensuite réaliser rapidement un gratin, mais aussi une soupe courgettes-carré frais et une poêlée de courgettes accompagnée de dés de tomate. Et si vous n'en pouvez plus de la courgette, vous pouvez toujours congeler l'un des trois plats pour la semaine suivante.

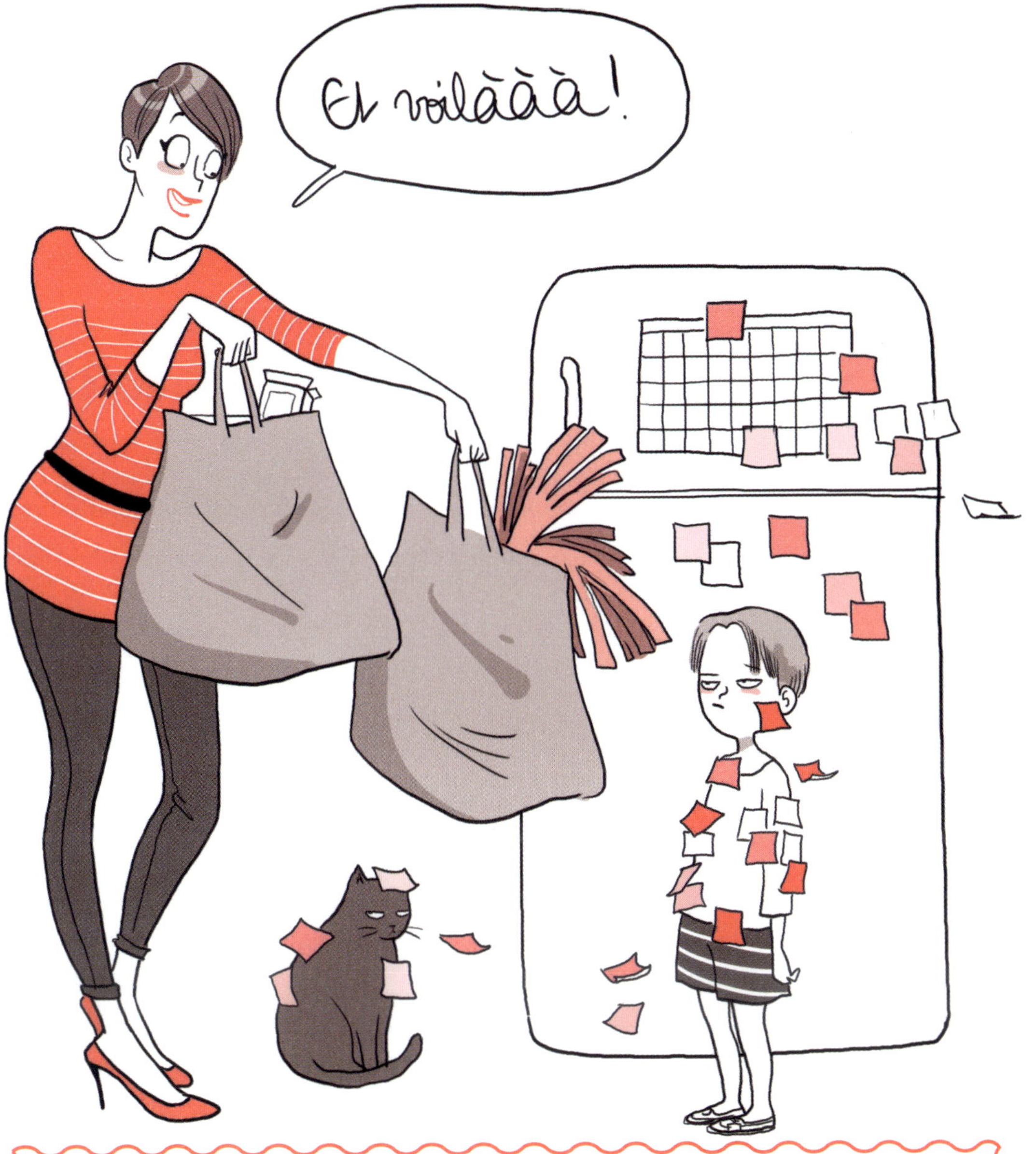

Astuces !

• Listez les recettes légères que vous connaissez et que vous réussissez facilement. Cela vous aidera à varier les plaisirs. Notez toutes vos spécialités.

• Listez ensuite les légumes qui sont appréciés par l'ensemble de votre famille. Ce n'est pas la peine de noter les choux de Bruxelles si vous êtes la seule à les aimer…

• Dressez ensuite 4 idées de menus pour le soir. Comptez un jour de moins par semaine, car il y a toujours des restes que vous pourrez resservir un jour ou l'autre.

• Ne prévoyez rien pour le week-end, vous aurez plus de temps pour cuisiner et vous varierez selon les visites, les sorties…

14. *J'ACCOMMODE LES RESTES*

Vous connaissez sans doute le syndrome des petits bols qui s'entassent dans le réfrigérateur tout au long de la semaine. Un petit reste de pâtes par-ci, un demi-concombre par-là... Saisissez cette chance, c'est une excellente occasion de ne pas cuisiner, mais de manger équilibré !

Il me reste du pain
Une astuce légère consiste à faire des croûtons de pain à l'ail. Frottez vos tranches avec une gousse d'ail, puis débitez-les en petits cubes et laissez-les sécher. Vos croûtons seront bien plus légers et digestes que ceux du commerce.

Il me reste une carcasse de poulet
Ne la jetez pas ! Remplissez une marmite d'eau et déposez-y la carcasse avec un peu de sel et de poivre. Portez à ébullition et laissez cuire 30 minutes, puis jetez la carcasse. Vous obtenez un délicieux bouillon de poule que vous pourrez congeler en petites portions et additionner à vos soupes ou préparations culinaires. Dégraissez le bouillon lorsqu'il est refroidi en enlevant la couche de graisse qui s'est formée.

Il me reste du riz
Si vous ne l'avez pas salé, vous pouvez préparer un riz au lait léger avec de l'agar-agar. Une gousse de vanille, et vous obtenez un dessert à petit prix.
Vous pouvez aussi casser un œuf sur le riz de façon à constituer une galette. Ajoutez quelques herbes de Provence et une tranche de jambon, et votre dîner est prêt.

Il me reste des pommes de terre
Avec les pommes de terre cuites à l'eau, les choix sont multiples : mixez-les en purée ou faites-les revenir à la poêle avec un filet d'huile d'olive et des oignons.
S'il vous reste de la viande, hachez-la avec de l'ail et du persil puis coupez vos pommes de terre en deux et déposez le hachis sur celles-ci. Passez le tout 30 minutes au four.

Il me reste une jardinière de légumes

S'il vous reste une jardinière de légumes ou d'autres petites portions de légumes, mixez le tout, ajoutez un peu d'eau et quelques herbes, et faites recuire l'ensemble sous forme de soupe. Tous les légumes se marient entre eux. Avec les restes de légumes, les Auvergnats constituent une « pachade » : écrasez les légumes, ajoutez un œuf et quelques herbes, une pointe de Maïzena, et placez votre galette dans la poêle.

Il me reste un fond de salade de fruits

Passez le tout au mixeur avec un peu de cannelle, puis mélangez à un yaourt ou à du fromage blanc. Le résultat est très rafraîchissant.

Vous pouvez aussi placer votre fond de salade de fruits au congélateur. Lorsque celle-ci est surgelée, vous la placez dans un mixeur avec un peu de sucre et vous obtenez un sorbet. Afin qu'il soit parfaitement moelleux, ajoutez ensuite un blanc d'œuf et remixez le tout. Ou mixez les fruits surgelés avec du lait gloria pour une glace à l'italienne.

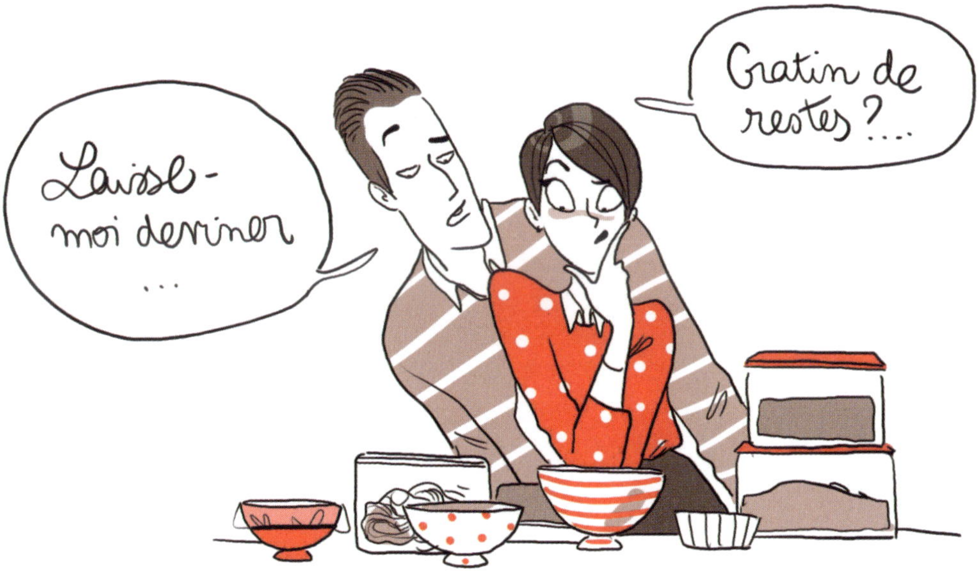

Astuce !

Vos légumes moisissent souvent au réfrigérateur ? Revoyez les quantités ! Mieux vaut acheter moins et varié. Nos papilles ont horreur de l'ennui.

Mes recettes de restes

Pain perdu

Env. 1 €/personne

Pour 1 personne

- **Préparation 5 mn**
- **Cuisson 5 mn**

Ingrédients :

- 1 petit œuf de poule entier
- 2 petites tranches de pain de mie rassis
- 45 ml de lait écrémé
- 1 pincée de cannelle
- 1 cc de sucre vanillé

Dans une assiette creuse, battre l'œuf en omelette.

Faire chauffer une poêle antiadhésive munie d'une feuille de cuisson.

Tremper les tranches de pain dans le lait, puis dans l'œuf. Déposer le pain trempé dans la poêle, saupoudrer de cannelle et de sucre vanillé.

Faire cuire quelques minutes sur une face, puis sur l'autre.

Clafoutis de ratatouille

Env. 2 €/personne

Pour 4 personnes

- **Préparation 5 mn**
- **Cuisson 30 mn**

Ingrédients :

- 5 petits œufs de poule entiers
- 265 g de thon en conserve au naturel (1 boîte)
- 1 cc d'herbes de Provence
- 750 g de ratatouille (sans matières grasses)
- sel et poivre

Préchauffer le four à 180 °C (th. 5).

Battre les œufs en omelette. Ajouter le thon émietté puis la ratatouille. Ajouter les herbes de Provence, saler et poivrer. Bien mélanger la préparation puis la verser dans un moule à manqué.

Enfourner 30 minutes. Servir le clafoutis chaud.

Ce clafoutis peut se servir avec des pommes de terre sautées.

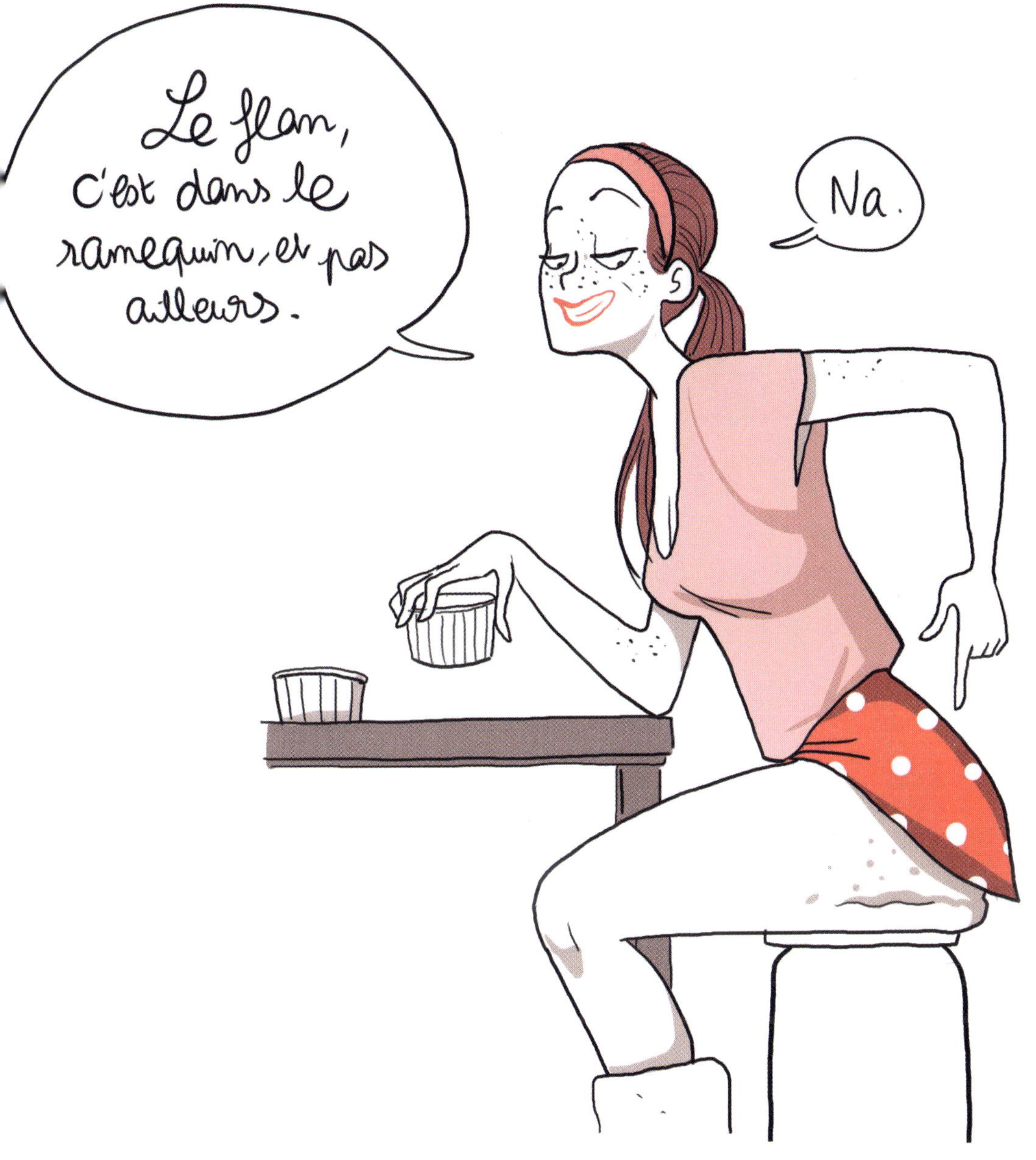
Le flan, c'est dans le ramequin, et pas ailleurs.
Na.

Faites-en tout un flan !

! L'agar-agar est une algue japonaise qui permet de réaliser des flans et de petits ramequins de légumes sans calories ajoutées. Vous pouvez par exemple préparer de petites terrines de courgettes en les faisant recuire avec un fond d'eau et un peu d'agar-agar. Portez à ébullition, puis laissez refroidir dans le récipient de votre choix afin que votre flan se fige.

15. JE CUISINE DES LÉGUMES SANS QU'IL Y AIT DE RESTES

Vous avez remarqué, il y a rarement de restes de chocolat ou de fromage dans le réfrigérateur ? On se lasse bien plus vite des haricots verts cuits à l'eau... et on se dit qu'on les mangera... plus tard... Alors comment faire pour ne pas se lasser ?

Je relooke le haricot
C'est un peu comme si vous portiez toute l'année un pull gris et un jean. À force, on se lasse... On a donc intérêt à varier les plaisirs si on veut attirer le chaland : alors on mise à fond sur la variété de présentation : en fagots, découpés en petits morceaux dans une salade de riz, mixés en purée façon cuisine nouvelle et présentés sur une grande assiette, camouflés dans de la viande hachée... Plus le haricot prendra des formes différentes et plus Kevin et Robert le savoureront...

Je programme les restes dans la semaine
Je suis passée maître dans l'art de programmer les restes. Voici la formule. Lundi, c'est salade de tomates (et il reste des tomates), mardi, c'est courgettes (et il reste courgettes) et mercredi, je cuisine des aubergines (et il reste des aubergines). Vous avez deviné... Le jeudi, c'est miniratatouille tomates courgettes aubergines !

Je mise sur les épices orientales
Les épices ont quelque chose de magique, elles font voyager. Achetez par exemple du curry et du ras el-hanout. Faites revenir dans un wok les légumes qui n'ont pas été consommés et ajoutez les épices. S'il vous reste un peu de riz, c'est encore mieux, vous aurez l'impression de consommer un plat réellement différent. Vous pouvez faire de même en mêlant à vos légumes un peu de sauce soja salée. Départ pour la Chine garanti.

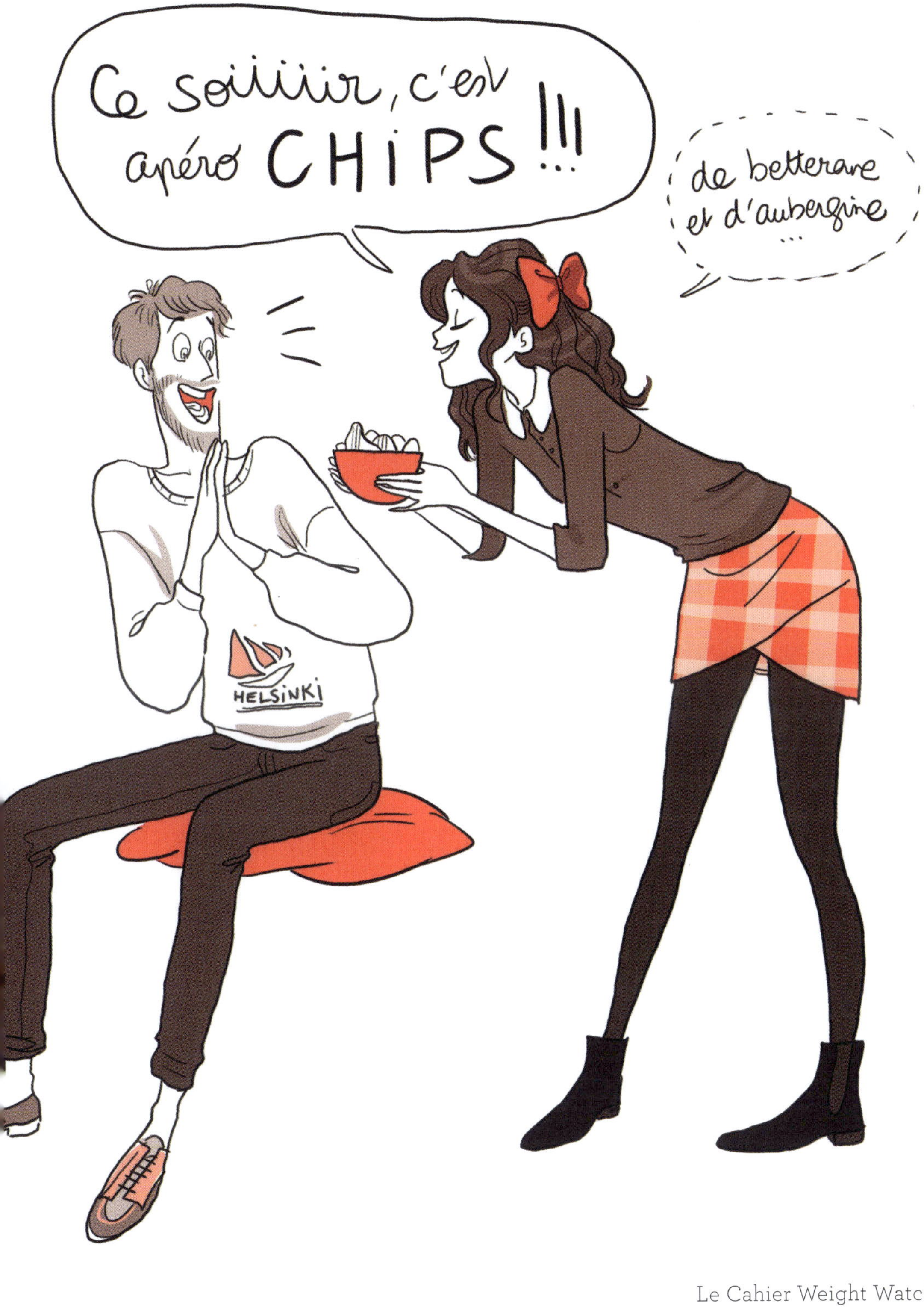
Ce soiiiiir, c'est apéro CHIPS !!!
de betterave et d'aubergine ...
HELSINKI

Pour mon chéri et mon ado

Gratin d'aubergines tomates mozzarella

Env. 4 €/personne

Pour 4 personnes

- **Préparation 40 mn**
- **Cuisson 1 h**
- **Repos 1 h**

Ingrédients :

- 450 g de blancs de dinde hachés
- 650 g d'aubergines
- 1 oignon
- 2 gousses d'ail
- 3 cc de persil
- 5 CS de basilic haché
- 1 cc de cerfeuil
- 400 g de tomates pelées en boîte
- 200 ml de vin rouge
- sel et poivre
- 2 CS d'huile d'olive vierge
- 125 g de mozzarella allégée
- 140 g de macaronis

Peler les aubergines, les couper en deux dans le sens de la longueur puis en fines rondelles. Les saupoudrer de sel et les laisser dégorger dans une passoire pendant 1 heure, puis les rincer et les sécher avec du papier absorbant.

Préchauffer le four à 220 °C (th. 6-7).

Faire chauffer la moitié de l'huile d'olive dans une sauteuse pour y faire revenir les aubergines pendant 10 minutes environ. Les déposer sur du papier absorbant pour qu'elles s'égouttent. Ajouter le reste d'huile dans la poêle et faire revenir la dinde hachée jusqu'à ce qu'elle soit cuite. Assaisonner avec du sel et du poivre.

Ajouter l'oignon et l'ail pelés hachés, les tomates et le mélange d'herbes. Verser le vin, porter à ébullition. Goûter et rectifier l'assaisonnement si nécessaire. Baisser le feu et laisser réduire 15 minutes. Pendant ce temps, faire cuire les macaronis puis les égoutter.

Garnir le fond d'un plat à gratin avec une couche de préparation à la tomate. Recouvrir avec la moitié des aubergines, des pâtes et du basilic. Ajouter la mozzarella en tranches. Renouveler l'opération en terminant par les aubergines. Faire cuire 30 minutes à four chaud. Servir dans le plat de cuisson.

Accompagner d'une salade de mesclun.

Pour moi !

Salade de courgettes à la menthe

Env. 2 €/personne

Pour 2 personnes

- **Préparation 15 mn**
- **Cuisson 3 mn**

Ingrédients :

- 1 petite courgette
- 1 concombre
- 1 cc d'huile d'olive vierge
- 1 gousse d'ail hachée
- 1 CS de miel
- 1 CS de jus de citron
- 4 cc de vinaigre de vin blanc
- 1 CS de menthe ciselée
- sel et poivre

Peler partiellement la courgette et le concombre en prélevant une bande sur deux de peau à l'aide d'un couteau économe. Les couper en fins bâtonnets.

Faire chauffer l'huile d'olive dans une poêle antiadhésive, y faire revenir les bâtonnets de légumes rapidement avec la moitié de l'ail. Les mettre dans un saladier.

Dans un bol, diluer le miel avec le jus de citron, le vinaigre et le reste d'ail. Verser la sauce sur la salade, saler, poivrer et remuer. Parsemer de menthe.

Vous pouvez accompagner cette salade d'une tranche de pain complet.

Je fais des chips de légumes !

! Si vous êtes équipée d'une friteuse qui peut cuire les frites avec une seule cuillerée d'huile, pensez à vider votre fond de réfrigérateur grâce aux chips de légumes. Ça fonctionne à merveille avec les carottes, mais aussi avec les navets et bien sûr les pommes de terre...

16. *JE MANGE MOINS MAIS MIEUX !*

Vous avez tendance à vous resservir ? Chez vous, vous vous sentez comme au Flunch ? Puisque l'accompagnement est « à volonté », vous empilez tout ce que vous pouvez dans votre assiette...

Changez de service
Si vos assiettes sont aussi larges que des plats, remisez ce service et commencez par réduire la taille. Ainsi, vos portions seront un peu plus raisonnables. Imaginez-vous dînant avec la reine d'Angleterre : vous ne tasseriez pas ainsi la nourriture dans votre assiette. Eh oui, il y aurait de la place tout autour pour le filet de vinaigre balsamique et vous dégusteriez de petites bouchées, histoire de ne pas tacher votre veste en tweed rose pâle.

Ne posez pas le plat sur la table
Et puis d'abord, ce n'est pas joli, cette casserole de pâtes qui trône au milieu. Laissez-la sur le plan de travail et dressez de jolies assiettes de façon à ce que tous les convives aient une juste portion. Il vous sera plus difficile de vous resservir « l'air de rien », puisque le plat n'est pas sur la table. Faites comme au restaurant : impossible de dire « Monsieur, je peux en avoir encore ?! »

Râpez
Si vous avez tendance à avoir la main lourde sur le fromage, utilisez-le pour parfumer vos plats ou tartines en le râpant finement : vous en consommerez beaucoup moins. Vous pouvez aussi râper un carré de chocolat et le déguster avec une tranche de pain.

Misez sur les portions individuelles
Visualisez un triangle de Vache qui rit® : c'est une portion. Pour le fromage notamment, essayez de respecter cette quantité. Servez-vous, puis passez le plateau, et ne vous resservez pas. Vous pouvez faire de même avec le beurre. Imaginez que vous êtes à l'hôtel et que l'on vous propose de petites portions individuelles.

Conservez votre verre toujours plein
À table, buvez lentement votre verre de vin. Si celui-ci se vide, quelqu'un se précipitera pour le remplir et vous serez tentée de boire toujours plus. Si votre verre reste plein, aucun risque. Dégustez par petites gorgées et faites une pause langoureuse entre chaque – tentez un « Hey, what did you expect » et vous verrez bien si Robert y est sensible.

Régals des yeux

Minestrone

Env. 2 €/personne

Pour 6 personnes

- **Préparation 10 mn**
- **Cuisson 25 mn**

Ingrédients :

- 4 cc d'huile d'olive vierge
- 2 gousses d'ail écrasées
- 1 oignon émincé finement
- 1 carotte assez grosse coupée en rondelles
- 3 tiges de céleri coupées en tronçons de 1 cm
- 2 navets moyens coupés en cubes
- 2 grosses boîtes de tomates pelées
- 2 CS de concentré de tomates
- 75 cl de bouillon de légumes
- 180 g de petits macaronis
- 1 grosse boîte de haricots blancs, rincés et égouttés (530 g)
- 6 brins de basilic frais ciselés
- 40 g de parmesan râpé

Dans une casserole, faire chauffer l'huile d'olive et faire revenir l'ail et l'oignon. Ajouter la carotte, le céleri et les navets, et faire cuire 5 minutes en remuant. Ajouter les tomates pelées avec leur jus, le concentré de tomates, le bouillon de légumes, 40 cl d'eau puis porter à ébullition. Laisser cuire pendant 5 minutes.

Ajouter les macaronis, porter de nouveau à ébullition et faire cuire *al dente*. Ajouter les haricots et maintenir la soupe à feu doux en remuant. Incorporer le basilic. Servir le minestrone dans des assiettes creuses en présentant le parmesan séparément.

Carpaccio de tomates à la grecque

Env. 1 €/personne
Pour 4 personnes
• Préparation 15 mn

Ingrédients :
- 3 grosses tomates à chair ferme (780 g)
- 1 CS de câpres
- 60 g de feta allégée à 8 %
- 3 cc de persil haché
- 2 cc de vinaigre de Xérès
- 2 cc d'huile d'olive
- 8 olives noires
- 8 cc de basilic
- sel et poivre du moulin

Rincer et essuyer les tomates, puis les trancher finement à l'aide d'un coupe-tomate ou d'un couteau à lame scie. Étaler les tranches sur 4 assiettes de service. Saler légèrement.

Hacher les câpres. Dans un bol, émietter finement la feta. Ajouter les câpres, le persil et mélanger délicatement. Répartir cette préparation sur les tranches de tomates.

Dans un bol, mélanger le vinaigre et l'huile, et en asperger les tomates d'une cuillère à café.

Détailler les olives en petits morceaux et les disperser sur le dessus des tranches. Donner un tour de moulin à poivre et disposer un bouquet de basilic au centre des assiettes.

Le basilic peut être remplacé par du thym, du romarin frais ou un simple bouquet de mâche.

Aiguillettes de poulet au soja

Env. 2 €/personne
Pour 4 personnes
• Préparation 10 mn
• Cuisson 15 mn

Ingrédients :
- 250 g d'aiguillettes de poulet (ou d'escalopes de poulet)
- 1 sachet de riz blanc (125 g)
- 1/2 cube de bouillon de volaille dégraissé
- 1 cc d'huile végétale
- 1 CS de sauce soja
- 250 g de germes de soja en boîte
- 3 CS de crème fraîche allégée à 4 %

Égoutter les germes de soja et réserver. Couper les escalopes de poulet en lanières si nécessaire.

Faire cuire le riz dans de l'eau bouillante avec le cube de bouillon de volaille pendant 10 minutes. Pendant la cuisson du riz, faire revenir le poulet dans l'huile, dans une poêle antiadhésive.

Ajouter la sauce soja et faire revenir 1 minute en remuant. Verser ensuite les germes de soja dans la poêle.

Égoutter le sachet de riz cuit, le mélanger à la préparation précédente et lier le tout avec la crème fraîche. Servir chaud.

Petits ramequins pommes cerises

Env. 1 €/personne
Pour 8 petits gâteaux
- **Préparation 15 mn**
- **Cuisson 25 mn**

Ingrédients :
- 1 belle pomme
- 200 g de cerises au sirop léger (dénoyautées)
- 2 jaunes d'œufs
- 200 g de fromage blanc à 0 %
- 2 CS d'édulcorant de cuisson
- 3 CS de fécule de pommes de terre
- 2 CS de sucre vanillé
- 1 CS de jus de citron

Préchauffer le four à 180 °C (th. 6).

Peler la pomme et l'émincer en tout petits morceaux. Égoutter les cerises et les sécher.

Dans un récipient, mélanger les jaunes d'œufs, le fromage blanc, l'édulcorant, la fécule, le sucre vanillé et le jus de citron.

Déposer 1 cc de cette préparation dans 8 petits moules antiadhésifs. Répartir les morceaux de pomme et les cerises. Recouvrir avec le reste de préparation. Enfourner pour 25 minutes, puis attendre quelques minutes avant de démouler.

Astuce

! Laissez votre beurre hors du réfrigérateur de façon à ce qu'il soit bien mou le matin au petit déjeuner. Plus il est tendre à tartiner, moins vous en consommerez, car vous aurez plus de facilité à l'étaler.

17. JE SUIS UN PROGRAMME POUR MAIGRIR ET JE SUIS CÉLIBATAIRE

Chez moi, je suis tranquille, personne pour me demander de cuisiner des patates et du steak. Je peux me gaver de concombre à volonté... Mais quand je me retrouve, le soir, face au vide intersidéral de mon réfrigérateur, j'ai tendance à picorer le reste de chips achetées la veille pour des amis de passage... Et patatras, toutes mes bonnes résolutions tombent à l'eau...

Bâtissez un programme
Alors comme ça, vous avez tendance à laisser tomber toutes vos bonnes résolutions... Modelez vos soirées grâce à un petit emploi du temps : pendant que le petit plat que vous avez préparé décongèle dans le four, faites-vous couler un bain et prenez soin de vous. Puis programmez votre soirée : un DVD ou une demi-heure de paperasse en retard. Ainsi, vous savez ce que vous avez à faire et vous en oubliez peu à peu de grignoter.

Chouchoutez-vous
Le soir, c'est vous que vous retrouvez. Et vous avez tendance à ne pas cuisiner, car vous ne voyez pas l'intérêt de sortir les casseroles pour vous-même. Vous n'auriez pas l'idée d'inviter des amis sans leur faire la cuisine ? Alors soyez votre propre invitée !

Achetez de grandes quantités... à cuisiner
Si vous n'avez vraiment pas le courage le soir en rentrant, pensez à préparer des petites barquettes à l'avance lorsque vous en avez envie, et congelez-les. Par ailleurs, acheter en plus grande quantité sera plus économique.

Soyez fière de votre cuisine
Vous avez concocté une super-recette ? Photographiez-la et utilisez les réseaux sociaux pour la faire partager à vos amis !

Ne laissez aucune tentation dans les placards
Vous pouvez vous permettre de ne pas avoir un seul cookie en stock : vous êtes seule ! Ne stockez plus de produits trop faciles à manger, comme le fromage, les biscuits ou les chips. Et si vous avez des invités, achetez la juste quantité.

Ne restez pas seule
Il est très difficile de se lancer dans un programme alimentaire en restant isolée. Sortez ! Vous pouvez par exemple vous rendre à une réunion WeightWatchers® dans votre quartier : vous vous ferez de nouveaux amis et vous pourrez ainsi partager vos angoisses et vos questions.

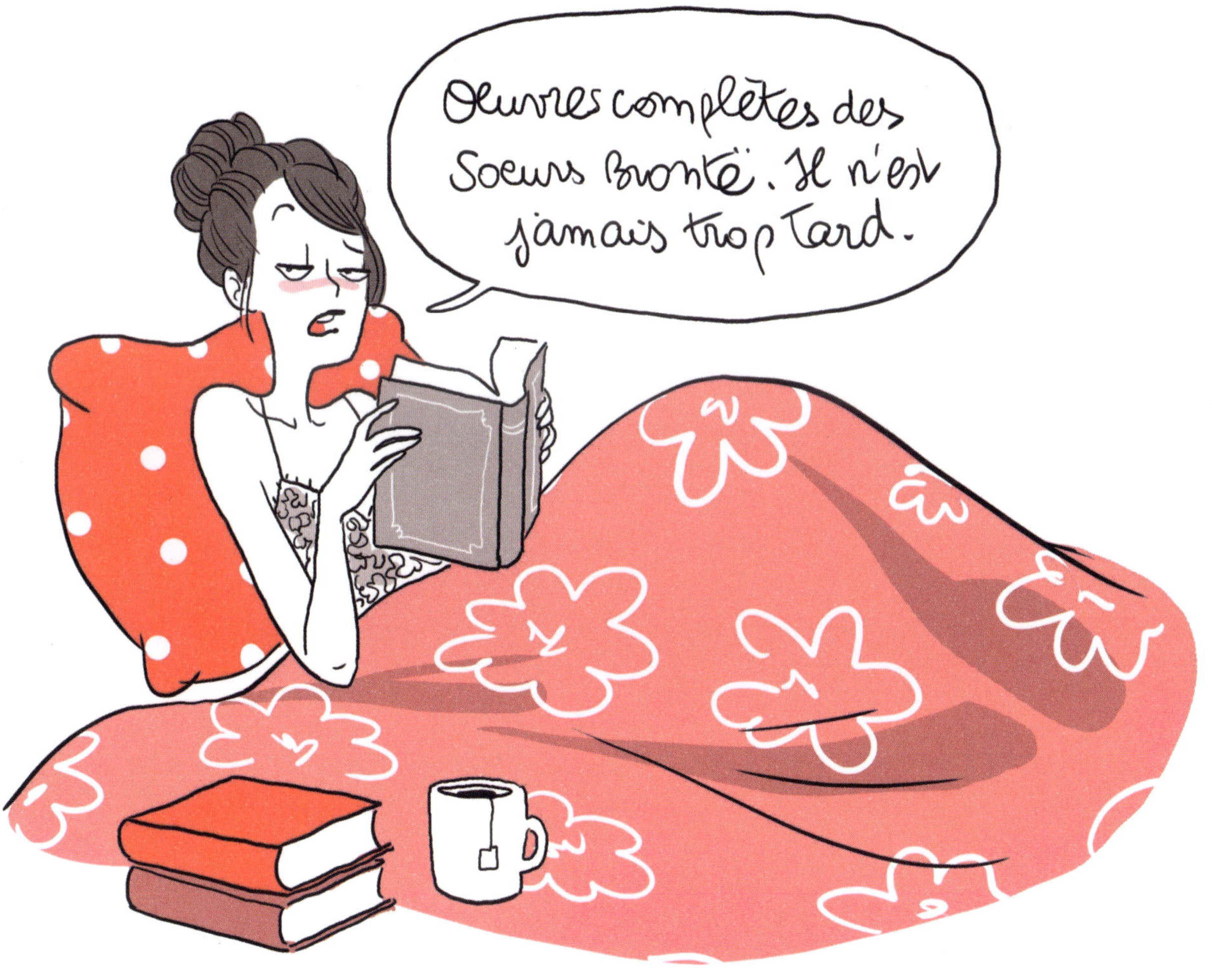
Oeuvres complètes des Soeurs Brontë. Il n'est jamais trop tard.

Mes recettes de célib'

Brouillade aux champignons

Env. 1,50 €
• Préparation 10 mn
• Cuisson 5 mn

Ingrédients :

- 75 g de champignons de Paris émincés surgelés
- 1 cc de jus de citron
- 1 très gros œuf de poule entier (ou deux petits)
- 1 cc bombée de ciboulette surgelée
- 15 g de gruyère allégé râpé
- 1/2 cc d'huile d'olive vierge
- 1 feuille de laitue
- sel et poivre

Mettre les champignons surgelés dans une cocotte en verre culinaire avec une pincée de sel et le jus de citron, couvrir et cuire 2 minutes au four à micro-ondes (800 W). Les égoutter dans une passoire et émincer les plus gros morceaux.

Dans un saladier, fouetter l'œuf avec la ciboulette. Ajouter les champignons égouttés et le gruyère. Saler, poivrer et bien mélanger.

Rincer et essuyer la cocotte, mettre l'huile et verser l'omelette. Couvrir et cuire 30 secondes (850 W). Remuer à l'aide d'une fourchette, couvrir et cuire de nouveau 30 secondes (850 W). Mélanger, couvrir et poursuivre la cuisson 1 minute (450 W). Servir la brouillade sur une feuille de laitue.

Seule, je n'ai pas faim

! Il est vrai qu'il n'est pas facile d'apprécier un gratin de courgettes en admirant le carrelage de sa cuisine. Préparez-vous un plateau élégant et équilibré. Prenez du temps pour le préparer. Rien ne vous empêche ensuite de converser avec une amie sur Skype ou de regarder un bon film.

Tian de blé aux légumes grillés

Env. 2 €
• Préparation 15 mn
• Cuisson 35 mn

Ingrédients :

- 1 poivron rouge
- 1 poivron jaune
- 1 aubergine
- 1 gros oignon
- 1 1/2 cc d'huile d'olive
- 1/2 gousse d'ail
- 190 g de blé dur cuit
- 1/2 cube de bouillon de poulet dégraissé dilué dans 180 ml d'eau
- 1 pincée de thym
- 1 pincée d'herbes de Provence
- 1 pincée de curry en poudre (facultatif)
- sel et poivre

Préchauffer le four à 200 °C (th. 6-7).

Couper séparément les légumes en grandes tranches (à la main ou au robot) pas trop épaisses. Les faire griller à la poêle avec 1 cc d'huile pendant 5 minutes.

Enduire d'huile d'olive un plat à gratin après l'avoir frotté avec l'ail. Étendre une couche d'oignon, puis alterner, en salant et poivrant à chaque étage, le poivron rouge, le blé, l'aubergine et enfin le poivron jaune.

Mouiller de la moitié du bouillon, parsemer de thym et d'herbes de Provence (ajouter éventuellement le curry). Enfourner pendant 15 minutes, puis verser le reste du bouillon et poursuivre la cuisson 15 minutes.

Vous pouvez éventuellement ajouter 15 g de fromage des Pyrénées.

LANCEZ-VOUS UN DÉFI AVEC UNE AMIE !

Si une amie suit le même programme alimentaire que vous, vous mettrez encore plus de chances de votre côté : en cas de baisse de motivation chez l'une ou chez l'autre, vous pourrez vous contacter le soir.

18. *MANGER EN FAMILLE SANS SE RUINER*

Non mais ça va pas ? Je ne vais pas me mettre à cuisiner des heures un coq au vin avec un tablier à carreaux ! J'ai autre chose à faire… Je vais plutôt me faire livrer une pizza !
Halte aux idées reçues ! Certains plats familiaux ne sont pas aussi riches, coûteux et compliqués à réaliser qu'ils en ont l'air.

Les plats familiaux sont économiques
La comparaison est vite faite. Pour une famille de quatre personnes, si vous cuisinez des tranches de rosbif avec des haricots verts, vous en avez facilement pour 25 euros. En revanche, si vous cuisinez un bœuf bourguignon avec du riz, ça sera moitié moins cher, car les morceaux de viande sont bien plus petits et tout le monde sera rassasié.

Les plats familiaux sont moins riches qu'on ne le croit
Vous allez vous apercevoir que les plats traditionnels et familiaux sont finalement assez légers. Ils calent bien, et offrent des saveurs variées qui régalent nos papilles.

Aliment	Équivalence
• Petit salé aux lentilles	• 1/2 hamburger
• Poulet basquaise avec du riz	• 2 canettes de thé glacé
• Couscous poulet	• 1 gros hamburger
• Purée de carottes-pommes de terre et aiguillettes de poulet	• 2 bières
• Courgettes farcies et riz	• 1/2 de hamburger
• Coq au vin et riz ou pommes de terre	• 4 Coca
• Cordon-bleu et riz	• 2 bières
• Pot-au-feu	• 4 cuillerées de mayonnaise

Les plats familiaux permettent de se sentir rassasié
Si vous gobez un hamburger, vous ne vous en tiendrez pas là, car vous aurez une sensation d'insatisfaction liée à la rapidité de votre déjeuner : la sensation de satiété ne survient pas avant une vingtaine de minutes. Vous poursuivrez donc votre repas avec une note sucrée et augmenterez votre ration calorique déjà très élevée.
En revanche, si vous dégustez un petit plat mijoté dans une cocotte en fonte, vous aurez une sensation de réconfort qui calmera à la fois votre appétit et vos papilles. Vous pourrez alors simplement vous contenter d'un café et d'un carré de chocolat noir pour achever votre repas.

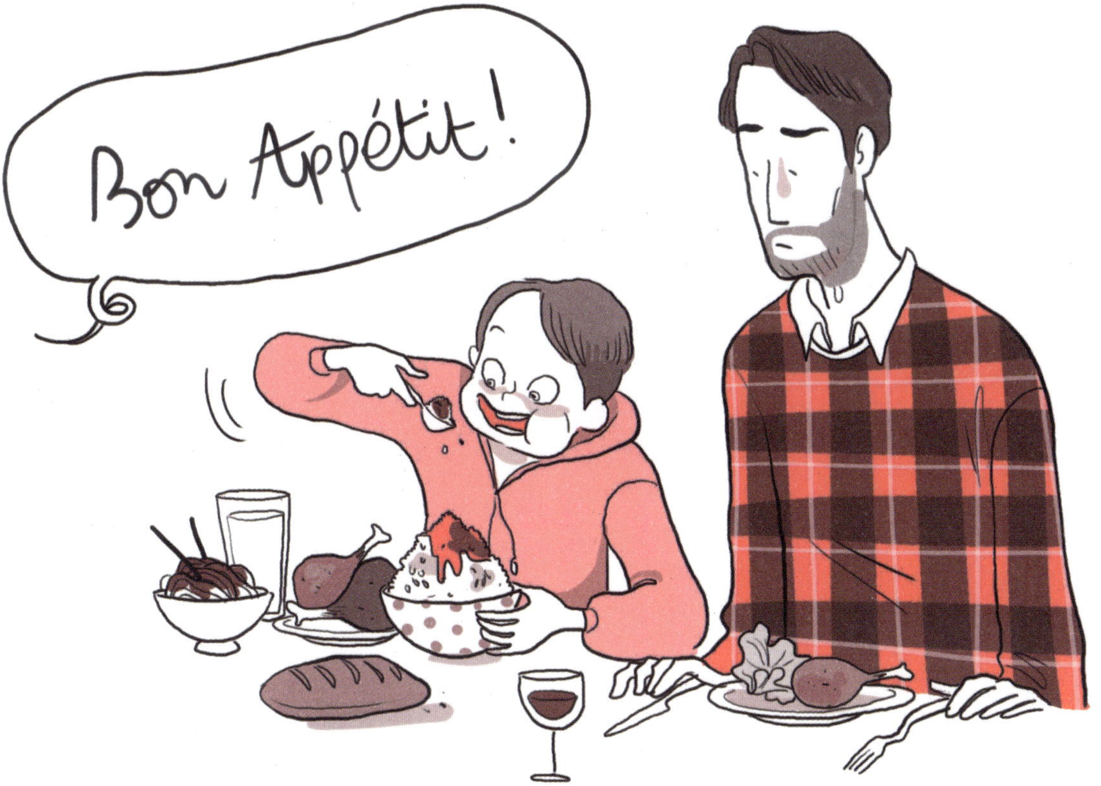

Mes petits plats familiaux

Bœuf mijoté aux aubergines et olives vertes

Env. 2,50 €/personne

Pour 8 personnes

- **Préparation 30 mn**
- **Cuisson 60 mn**

Ingrédients:

- 1 kg de steak haché de bœuf à 5 %
- 2 poivrons rouges
- 1 poivron vert
- 500 g de tomates
- 1 oignon
- 2 CS d'huile d'olive vierge
- 3 aubergines
- 16 olives vertes dénoyautées
- 1 pincée d'herbes de Provence
- sel et poivre

Couper les aubergines en tranches puis en morceaux. Couper les poivrons en lanières. Peler et concasser les tomates, puis émincer l'oignon. Chauffer 1 CS d'huile d'olive dans une cocotte pour y faire revenir les aubergines pendant 5 minutes, puis les retirer et réserver.

Chauffer le reste d'huile dans la cocotte et y faire revenir l'oignon et les poivrons pendant 10 minutes sur feu doux. Ajouter le steak haché et cuire 5 minutes, sur feu vif, en écrasant la viande avec une fourchette. Ajouter les tomates, les aubergines et les herbes, saler et poivrer. Cuire 40 minutes à couvert sur feu doux. Ajouter les olives coupées en deux, laisser réchauffer et servir.

Pour les ados, prévoyez du rab

! Si vous avez de grands ados à nourrir, veillez à leur fournir une quantité suffisante de féculents (riz, pâtes, pommes de terre) à chaque repas, car leurs besoins ne sont pas du tout les mêmes que les vôtres. Préparez-les à part; ils pourront se resservir à satiété et parfumer leur assiette très copieuse avec le plat familial que vous proposez.

Tajine de poulet aux abricots et aux amandes

Env. 2,50 €/personne
Pour 4 personnes
• Préparation 15 mn
• Cuisson 40 mn

Ingrédients :

- 5 pulvérisations d'huile en spray
- 4 blancs de poulet coupés en morceaux
- 1 oignon
- 1 cc de ras el-hanout
- 2 cc de gingembre frais râpé
- 1/2 cc de curcuma
- 100 g d'abricots secs
- 400 g de carottes
- 1 cube de bouillon de poulet dégraissé dilué dans 600 ml d'eau
- 10 g de persil frais haché
- 20 g d'amandes effilées

Chauffer une grande cocotte vaporisée d'huile. Ajouter les morceaux de poulet et les faire cuire pendant 2-3 minutes à feu moyen sans les déplacer, puis les retourner et les faire griller 2 minutes de l'autre côté (cela va leur donner une belle couleur brune).

Ajouter l'oignon, le ras el-hanout, le gingembre et le curcuma, ainsi que les abricots, les carottes et le bouillon. Incorporer la moitié du persil. Couvrir et laisser mijoter à feu doux pendant 30 à 40 minutes.

Vérifier l'assaisonnement, puis saupoudrer d'amandes et du persil restant avant de servir.

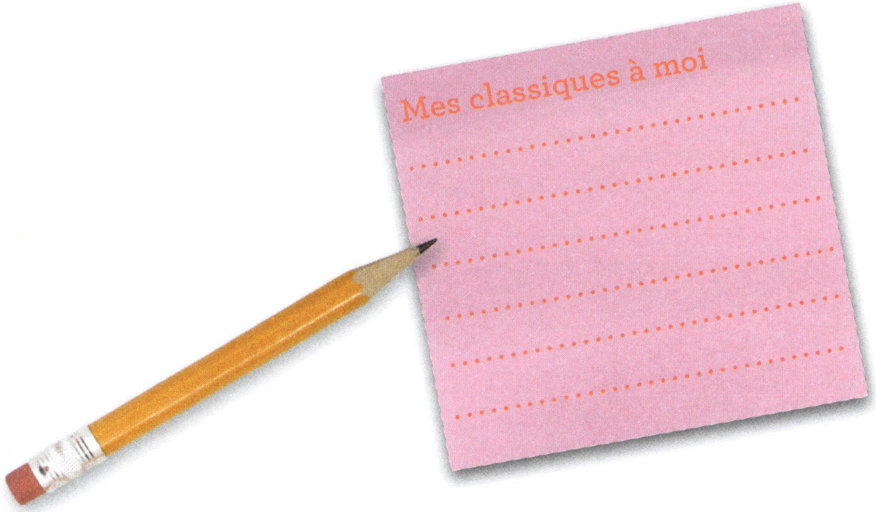

19. JE REÇOIS MES AMIS ET MA FAMILLE POUR MOINS DE 10 EUROS PAR PERSONNE

Depuis que vous avez entrepris de maigrir, vous faites l'impasse sur les dîners à la maison avec les copains de peur de faire monter l'aiguille de la balance ? Qu'à cela ne tienne, voici pour vous des menus de fête qui n'alourdiront ni votre silhouette, ni votre budget !

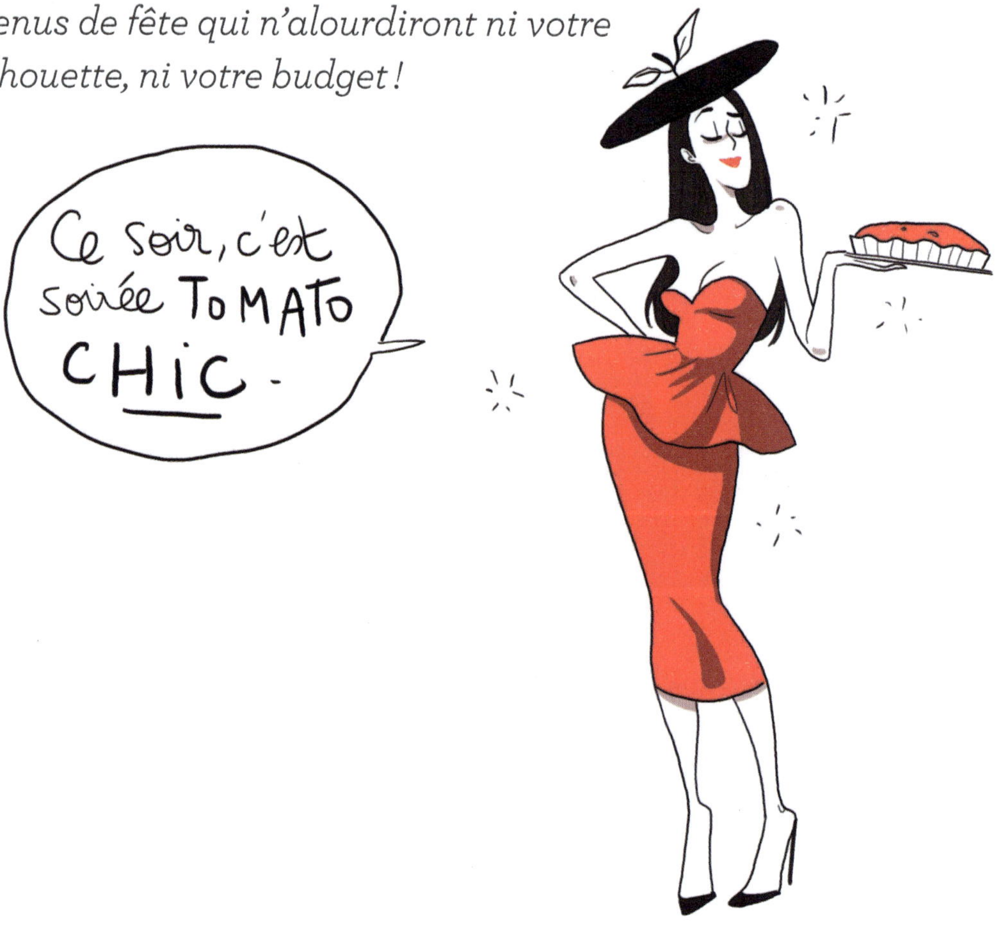

Menu de fête entre amis

Tomates farcies aux légumes

Env. 1,50 €/personne

Pour 4 personnes

• Préparation 25 mn

• Cuisson 35 mn

Ingrédients :

- 4 tomates
- 1 oignon
- 1 poireau
- 1 courgette
- 2 poivrons, 1 rouge et 1 vert
- 2 gousses d'ail
- 2 CS d'huile d'olive vierge
- 1 botte de ciboulette
- sel et poivre

Préchauffer le four à 210 °C (th. 7). Couper le sommet des tomates, les évider pour garder la chair.

Éplucher l'oignon puis l'émincer. Réserver. Nettoyer le poireau, la courgette, les poivrons et l'ail puis les détailler en morceaux de 3 à 4 mm. Mettre l'huile à chauffer dans une casserole.

À feu doux, faire cuire les oignons 3 minutes, ajouter les légumes, la chair de tomate, saler et poivrer.

Cuire à feu doux à couvert pendant 15 minutes. Ajouter la ciboulette coupée finement. Mélanger puis remplir les tomates avec la préparation.

Déposer les chapeaux sur les tomates, mettre les tomates dans un plat à four puis enfourner 10 à 15 minutes. Servir chaud.

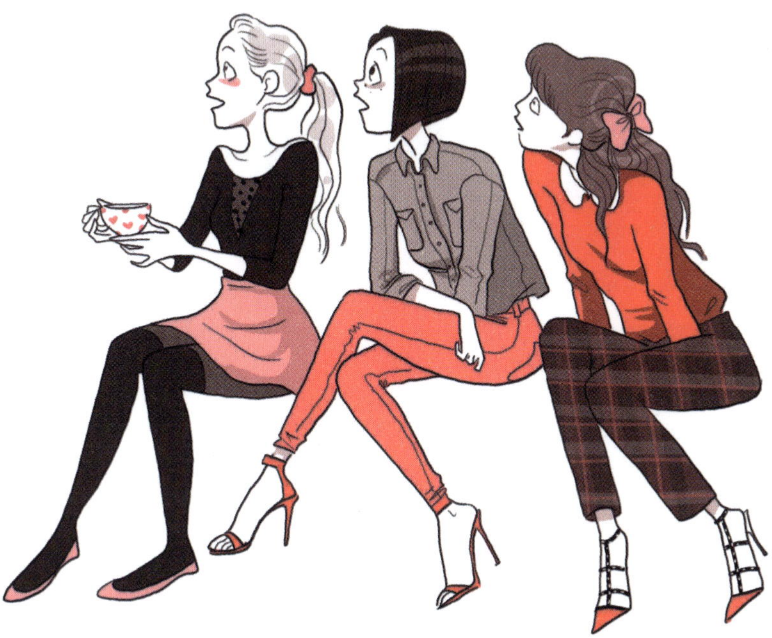

Colombo de poulet

Env. 3 €/personne
Pour 4 personnes
• Préparation 20 mn
• Cuisson 45 mn
• Repos 2 h

Ingrédients :

- 2 gros oignons
- 400 g d'escalopes de poulet
- 2 carottes
- 2 grosses courgettes
- 800 g de tomates concassées
- le jus de 3 citrons
- 1 1/2 CS de cumin
- 1 1/2 CS de curry
- 1 1/2 CS de 4-épices
- 1 CS de cannelle
- 30 g de noix de coco râpée
- 5 étoiles de badiane
- 100 ml de lait de coco
- 1 morceau de gingembre frais
- 1 bouquet de coriandre fraîche
- sel et poivre

Faire revenir les oignons ciselés dans une cocotte munie d'une feuille de cuisson. Ajouter le poulet détaillé en petits morceaux. Ajouter les carottes et courgettes détaillées en cubes. Couvrir et laisser cuire à feu doux quelques minutes. Ajouter les tomates, ainsi que le jus de citron. Mélanger et ajouter toutes les épices. Ajouter la noix de coco râpée et mélanger. Saler. Laisser mijoter à feu très doux pendant 30 minutes, à découvert, pour que la sauce réduise. Lorsque celle-ci a réduit, ajouter la badiane, le gingembre frais détaillé, bien mélanger, laisser reposer 2 heures pour que les saveurs se développent.

Au moment du service, ajouter le lait de coco et réchauffer à feu doux sans faire bouillir. Vérifier l'assaisonnement en sel, poivrer. Parsemer de feuilles de coriandre.

À servir avec 4 cuillères à soupe de riz blanc cuit par personne.

Agrumes rafraîchis à la menthe, gelée de thé vert

Env. 1 €/personne
Pour 4 personnes
- **Préparation 15 mn**
- **Cuisson 2 mn**
- **Repos 6 h**

Ingrédients :
- 2 pamplemousses roses
- 2 oranges
- 1 bouquet de feuille de menthe
- 200 ml de thé vert (1 sachet)
- 3 CS de fructose
- 1 cc d'agar-agar

Peler à vif les pamplemousses et les oranges. Les couper en tranches en retirant toutes les membranes blanches et les pépins, puis les détailler en losanges. Récupérer le jus. Répartir les agrumes dans quatre coupelles, intercaler quelques feuilles de menthe et réserver.

Porter à ébullition 20 cl d'eau. Hors du feu, faire infuser le sachet de thé vert pendant 10 minutes.

Retirer le sachet de thé, verser l'infusion dans une casserole avec le jus d'agrumes récupéré et le fructose.

Porter à ébullition. Incorporer l'agar-agar, mélanger pendant 2 minutes sur feu doux. Verser le liquide chaud sur les agrumes. Laisser tiédir puis réserver au frais pendant 6 heures.

Remplacer l'agar-agar par du gélifiant à confiture en se référant aux instructions du produit. Au moment de servir, ajouter une boule de sorbet au citron vert.

Les épices, c'est chic !

! Effet chic et choc garanti, en réveillant vos recettes légères et simples avec des parfums venus d'ailleurs.
Des idées ? Ras el-hanout, curcuma, cumin, paprika, curry, quatre-épices, badiane, citronnelle, coriandre, muscade, pavot…

Menu de fête en famille

Velouté tiède de petits pois, croustillant de jambon cru

Env. 2 €/personne

Pour 4 personnes

- **Préparation 15 mn**
- **Cuisson 30 mn**

Ingrédients :

- 2 tranches de jambon cru dégraissé, découenné
- 100 g de petits pois surgelés
- 1/2 tablette de bouillon de volaille diluée dans 200 ml d'eau
- 2 CS de crème liquide allégée à 15 %
- 1 morceau de piment d'Espelette
- sel et poivre du moulin

Préchauffer le four à 120 °C (th. 4). Disposer les tranches de jambon cru sur une feuille de papier sulfurisé et les faire sécher au four jusqu'à ce qu'elles soient bien croustillantes (environ 30 minutes). Blanchir les petits pois dans l'eau bouillante salée durant 3 minutes. Égoutter.

Ajouter les petits pois au bouillon de volaille, porter à frémissement, puis mixer en ajoutant progressivement la crème. Assaisonner de piment d'Espelette, sel et poivre du moulin.

Dresser le velouté tiède dans des verres, ajouter un morceau de jambon croustillant et saupoudrer de piment d'Espelette.

La fête, c'est pas que dans l'assiette…

! Si vous n'avez pas de caviar, mais que vous mettez en valeur votre jolie vaisselle et ajoutez du doré dans votre déco, vos convives seront tous admiratifs quand même !

Cocotte façon basquaise

Env. 5 €/personne
Pour 4 personnes
• Préparation 20 mn
• Cuisson 40 mn

Ingrédients :
- 600 g de filet mignon
- 4 cc d'huile d'olive vierge
- 3 oignons
- 2 gousses d'ail
- 2 poivrons rouges coupés en lanières
- 200 ml de vin blanc
- 3 tomates
- 1 cc de thym
- 1 feuille de laurier
- 50 g d'olives noires
- 400 g de pommes de terre
- sel et poivre

Couper le filet mignon en tranches. Saler et poivrer.

Chauffer l'huile dans une cocotte et faire colorer la viande à feu doux. La retirer et réserver. Faire suer les oignons et l'ail hachés dans la cocotte. Ajouter les poivrons, couvrir et faire mijoter à feu doux 15 minutes. Ajouter ensuite la viande, le vin, les tomates coupées en quartiers, le thym, le laurier et les olives. Cuire, à couvert, 15 minutes.

Pendant ce temps, faire cuire les pommes de terre à la vapeur et les servir en accompagnement.

Gâteau au chocolat et aux noisettes

Env. 1 €/personne
Pour 8 personnes
• Préparation 10 mn
• Cuisson 20 mn

Ingrédients :
- 120 g de chocolat
- 4 cc de beurre allégé à 41 %
- 20 g de noisettes en poudre
- 1 sachet de levure
- 60 g de farine
- 2 œufs
- 2 sachets de sucre vanillé

Préchauffer le four à 180 °C (th. 5).

Faire fondre le chocolat au bain-marie. Ajouter le beurre. Dans un bol, mélanger les noisettes en poudre avec la levure et la farine.

Dans une terrine, fouetter les œufs avec le sucre vanillé. Ajouter le chocolat fondu et le mélange noisettes, levure et farine. Répartir la pâte dans un moule antiadhésif de 24 cm de diamètre et mettre au four pendant 20 minutes.

Congeler le reste en parts pour le ressortir plus tard... sauf si les gourmands veulent se resservir.

20. J'INVITE POUR L'APÉRO : JE SERS QUOI ?

C'est cool, c'est moi qui invite ! Je peux donc proposer des mets légers l'air de rien, afin de ne pas casser mon programme alimentaire.

Je me méfie des tentations
Nous sommes en permanence entourées de tentations multiples, et comme nous n'avons aucunement l'intention de suivre notre programme alimentaire isolées dans un refuge de haute montagne ou dans un couvent, il va nous falloir naviguer habilement entre les coupelles de cacahuètes et les rivières de sodas.

Je prévois une juste proportion de tentations
Si j'adore les chips goût bacon, eh bien je n'en propose pas ! Je prépare un saladier de chips saveur barbecue et je propose un tout petit saladier dès que les enfants de mes amis pointent leur nez… Avec un peu de chance, les enfants de Sabrina, hyper mal élevés, les dévoreront illico !

Je prépare de grands plateaux de légumes à la croque
Avec la sauce à part. Ceux qui voudront noyer le morceau de carotte dans la mayonnaise pourront le faire sans problème. Mais pour ma part, ce sera sauce au yaourt et ciboulette. Ou yaourt mélangé à un petit carré ail et fines herbes.

Je n'enfourne pas sans y penser
Ce n'est pas parce que vous n'êtes pas assise à table que vous devez engloutir bouchée sur bouchée sans compter ce que vous consommez. Votre apéritif ne doit pas être l'équivalent calorique du repas qui suit ! Et pensez à noter sur un petit carnet ce que vous avez consommé.

Je manie le cure-dent avec habileté
Les petits légumes piqués font toujours bel effet et il existe quelques recettes très légères à proposer : crevettes-tomates cerise, ou surimi, concombre et basilic.

Je m'autorise un verre d'alcool, mais pas plus
L'alcool est très calorique. Je savoure donc ce petit verre et je place de l'eau gazeuse fraîche et des rondelles de citron en évidence pour calmer ma soif ensuite. Il est fréquent de ne pas avoir accès à l'eau minérale sur les buffets apéritifs. Mais chez vous, ça ne sera pas le cas, l'eau gazeuse coule à flot !

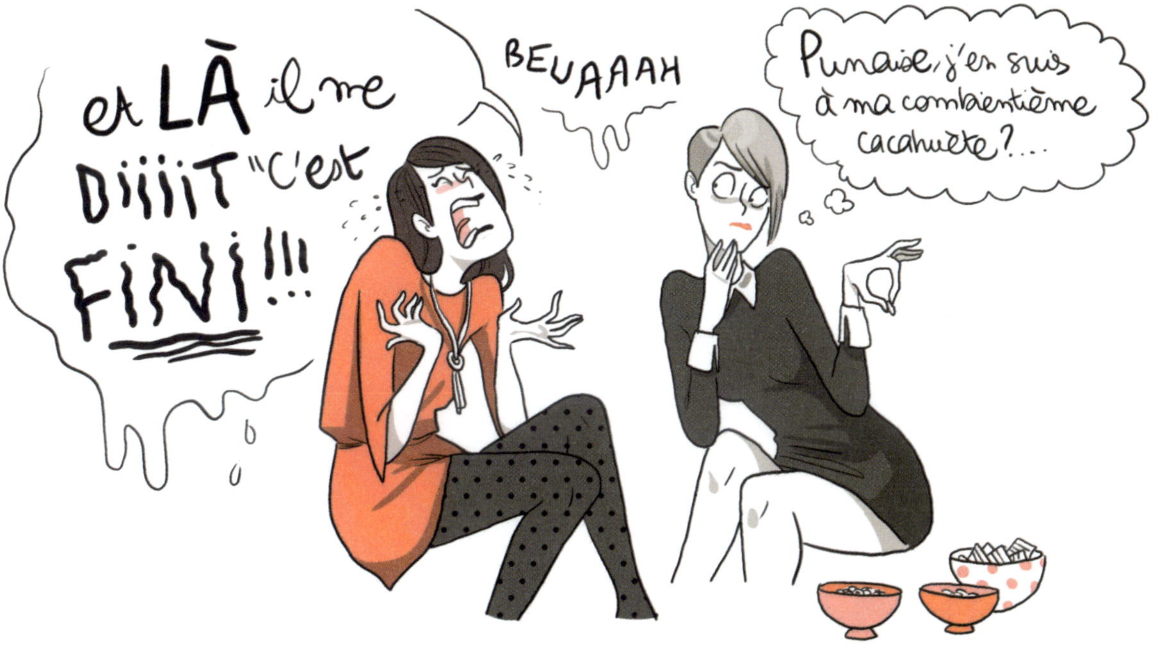
Et LÀ il me DIiiiT "C'est FINI !!!...
BEUAAAH
Punaise, j'en suis à ma combientième cacahuète ?...

Si vous êtes invitée chez des amis

! – Repérez les légumes, les tomates cerise et les olives vertes.
– Évitez absolument les biscuits apéritifs et les cacahuètes.
– Éloignez-vous du buffet et profitez de la conversation des invités, vous serez moins focalisée sur les chips.
– Il n'y a que des chips à grignoter ? Pas de panique ! Cela signifie que l'apéro ne va pas durer trop longtemps. Patientez jusqu'au repas avec un verre d'eau pétillante.

Amuse-bouches avocat-crevettes

Env. 0,70 €/personne
Pour 12 personnes
• Préparation 20 mn

Ingrédients :
- 35 g de mayonnaise allégée
- 1 cc de wasabi en poudre
- 1/2 CS de sauce soja
- 1/2 concombre
- 1/2 avocat
- 24 crevettes cuites décortiquées
- 2 bottes de radis
- 24 feuilles de menthe

Pour préparer la mayonnaise au wasabi : dans un petit récipient, mélanger la mayonnaise, la poudre (ou pâte) de wasabi et la sauce soja.

Pour les amuse-bouches, placer une rondelle de concombre sur un plateau et y déposer 1/2 cc de mayonnaise au wasabi. Placer un morceau d'avocat par-dessus puis recouvrir d'une crevette. Saupoudrer de radis et déposer une feuille de menthe sur chacun. Prévoir 2 amuse-bouches par personne.

L'idéal est de réaliser la mayonnaise avec de la pâte de wasabi lorsque c'est possible. À défaut, vous pouvez utiliser de la poudre.

Je raccourcis le temps de l'apéritif
Je n'ouvre pas trop tôt ma porte à mes visiteurs, car ils auront faim, et moi aussi. Mieux vaut un apéritif léger d'une petite heure, que deux heures d'attente à dévorer des cacahuètes.

Je saute l'entrée
Pendant l'apéritif, vos invités auront admiré et dégusté les verrines et autres cuillères que vous leur aurez préparées : votre prestige de maîtresse de maison ainsi assuré, vous serez tout à fait autorisée à faire l'impasse sur l'entrée.

Roulades poulet-crudités

Env. 0,50 €/personne
Pour 12 personnes
• Préparation 10 mn

Ingrédients :
- le jus d'1/2 citron
- 300 g de carottes finement râpées
- 1 laitue
- 6 tranches de jambon de volaille
- 1 cc de curry en poudre
- 12 brins de coriandre fraîche ciselés
- sel et poivre

Verser le jus de citron sur les carottes râpées. Saler, poivrer et réserver.

Découper les feuilles de laitue en lanières.

Saupoudrer chaque tranche de jambon de volaille de poudre de curry selon votre goût, puis les garnir équitablement de carottes râpées et de lanières de laitue. Ajouter la coriandre.

Rouler chaque tranche de jambon sur elle-même, la couper en quatre et fermer les petits rouleaux à l'aide d'une pique au travers de laquelle vous aurez glissé une feuille de coriandre. Couvrir et réserver au frais.

Houmous léger

Env. 0,50 €/personne
Pour 8 personnes
• Préparation 15 mn

Ingrédients :
- 2 oignons nouveaux
- 410 g de pois chiches cuits
- 200 g de fromage à tartiner ail et fines herbes
- le zeste de 1 citron
- 1 gousse d'ail
- sel et poivre
- 3 feuilles de menthe

Mettre les oignons nouveaux, les pois chiches, le fromage frais, le zeste de citron et l'ail dans un mixeur. Saler et poivrer. Mixer 15-20 secondes, jusqu'à ce que le mélange soit onctueux.

Disposer l'houmous dans un bol, puis servir avec quelques feuilles de menthe fraîche.

21. *QUE CHOISIR AU RESTAURANT POUR NE PAS ALOURDIR LA FACTURE*

Votre nouvelle devise ? « Je mincis, donc je sors ! » Eh oui ! Le fait d'avoir le choix sur une carte vous permet d'être aux manettes. La situation est moins délicate que lorsque l'on est invitée et que l'on n'a pas vraiment le choix...

Si je peux, je choisis le resto

Entre une brasserie traditionnelle et un restaurant japonais, j'opte de façon certaine pour le restaurant japonais. Pourquoi ?

Parce qu'au restaurant japonais, les desserts ne sont pas géniaux, je ne serai donc pas tentée.

Parce que tous les menus sont accompagnés d'une soupe bouillon ultralégère qui calme bien ma faim.

Parce que le riz est nature.

Parce que les sushis sont rassasiants.

J'évite cependant tout ce qui n'est pas vraiment japonais, comme les brochettes bœuf-fromage, les sodas et l'apéritif ultra-sucré qu'on me sert gratuitement dès que je m'installe.

Dans un restaurant traditionnel, je navigue entre les calories sur la carte et sur la table.

Je ne me rue pas sur le pain, au contraire, je l'éloigne de ma vue.

Je demande une grande carafe d'eau et je ne me laisse pas tenter par la bouteille de vin qui trône sur la nappe (de toute façon, ça empêche de travailler à 14 heures, alors autant éviter pour être ensuite ultra-efficace).

Je ne pique pas de frites dans l'assiette de mon voisin pour dire ensuite à qui veut bien l'entendre que je n'ai pas pris de frites au déjeuner...

Je ne pique pas tous les petits chocolats des cafés de mes voisins sous prétexte qu'ils ne sont pas trop becs sucrés.

Je fais des choix simples
Une volaille, un poisson ou une bavette avec un légume et un féculent nature, c'est parfait. Sauce à part, bien sûr. Je dois être capable de reconnaître chacun des ingrédients qui sont présentés dans mon assiette.
Si j'ai encore faim, je peux croquer dans une tranche de pain, mais je ne le fais pas machinalement. Je m'autorise une tranche, pas plus.

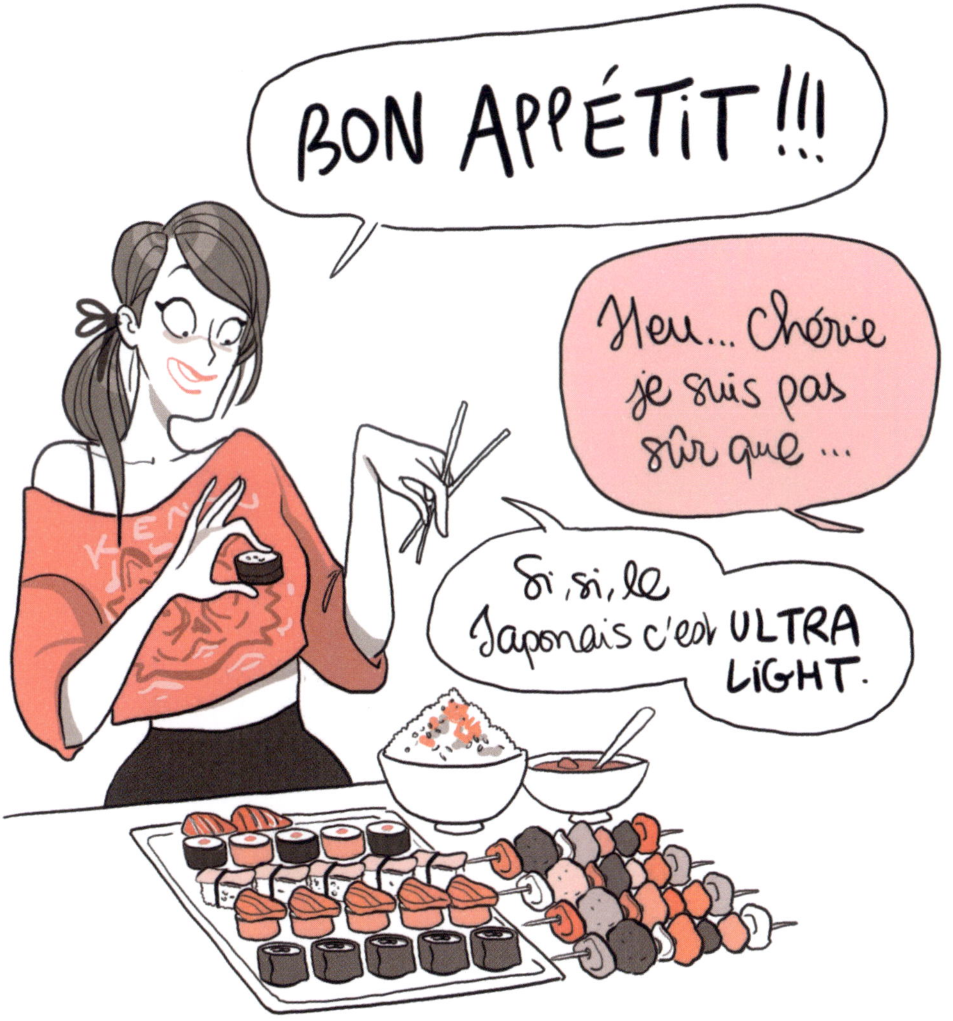
BON APPÉTIT !!!
Heu... Chérie je suis pas sûr que...
Si, si, le Japonais c'est ULTRA LIGHT.

À LA BRASSERIE

Ce n'est pas si lourd

- Une soupe de légumes
- Le bœuf bourguignon est… moins riche qu'une bavette à l'échalote.
- La daurade au vin blanc, si vous la choisissez avec des légumes, est ultralégère…
- La ratatouille, même si ce ne sont pas des légumes « à l'eau ».
- La crêpe au sucre est… légère en calories, mais il ne faut pas la choisir au Nutella® !

Ce n'est pas si léger

- La frisée aux lardons, car dans la frisée, il y a… des lardons !
- La macédoine de légumes, car dans les légumes, il y a… de la mayonnaise !
- Le pamplemousse aux crevettes avec une sauce cocktail, car dans la sauce cocktail, il y a… de la mayonnaise !
- Le saumon grillé, car c'est un poisson gras pour survivre dans les mers froides.
- Le gratin dauphinois, car c'est plus riche que les frites !
- La tarte aux amandes et abricots, parce que c'est aussi riche qu'une forêt-noire !

À la brasserie, je me méfie… de la « salade composée »

! Elle peut être plus riche qu'on ne le croit. Cantal, noix, magret fumé, certes, il y a de la salade dans ce plat, mais il y a surtout tout le Sud-Ouest et l'Auvergne réunis pour faire grimper en flèche le nombre de calories. Si je choisis une salade, j'opte pour celle qui est réellement composée de verdure, et je demande la sauce à part.

AU RESTO ITALIEN

Ce n'est pas si lourd

- Les pâtes all'arrabiata, car c'est une simple sauce tomate relevée.
- Le carpaccio d'artichaut, c'est ultraléger.

Ce n'est pas si léger

- La pizza : celle que l'on vous sert dans les restos peut être l'équivalent de votre apport calorique d'une journée entière ! Plus vous enrichissez la garniture, plus la facture s'alourdit. De la simple jambon-fromage à celle aux 4 fromages, on passe du simple au triple !
- Le panettone : ce n'est pas parce que ça a l'air sec, que c'est léger. Attention, il y a l'équivalent d'un repas dans une portion.

Au resto italien, je choisis quoi ?

!
- Un minestrone
- Des lasagnes aux épinards
- Un amaretti (si vraiment je rêve d'un dessert)

AU RESTO CHINOIS

Ce n'est pas si lourd

- Les bouchées vapeur = 1/13e de hamburger, ultraléger !
- Le rouleau de printemps = 2/12e d'un hamburger (il cale bien !).
- La soupe de raviolis = 6 bouchées vapeur, et en plus, ensuite, vous êtes calée.

Ce n'est pas si léger

- Les nouilles sautées aux crevettes et au porc = un hamburger, aïe !
- Le riz cantonnais = un hamburger, ouille !

Au resto chinois, je choisis quoi ?

!

- Un rouleau de printemps ou une soupe
- Du bœuf à la sauce aux champignons noirs
- Un riz nature
- Des litchis

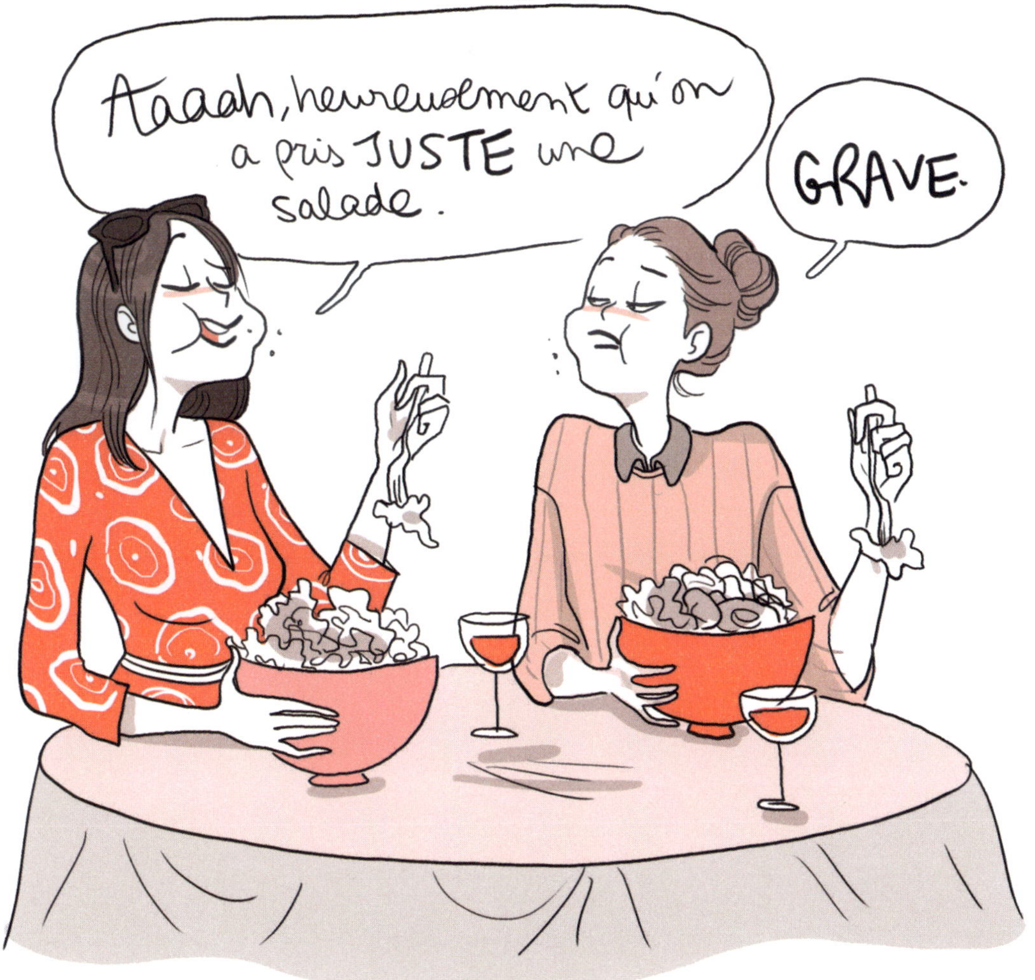

22. *AU FAST-FOOD*

D'accord, on y mange pour moins de 8 euros. Mais avouez que ce n'est franchement pas la classe. Imaginez que votre chéri vous invite à croquer dans un hamburger, avec l'éclairage au néon, le papier qui colle au hamburger et votre cachemire qui sent la frite...

Quelques bonnes raisons d'éviter le fast-food

- C'est pas cher, et on consomme en un seul repas l'équivalent calorique d'une journée entière... sauf que... une heure plus tard, on a faim et on remange. Alors additionnez aussi votre passage au distributeur avant de dire que ça ne vous a coûté que 8 euros.
- Y'a pas de vrais couverts et on y mange au-dessus des emballages en papier. Ce n'est ni esthétique, ni écologique.
- Aucune chance d'y rencontrer Pippa Middleton. Alors si on veut avoir une chance de passer un jour dans *Gala*, on vise plutôt une terrasse de café sympa et on déguste le plat du jour avec de très grandes lunettes de soleil façon « je suis presque célèbre » !
- Certains aliments n'ont d'existence que leur nom : le pain, qui devrait être constitué de farine, d'un peu de sel et de levain, est composé de graisses et de sucres. La viande, qui, elle, devrait être composée de muscles et de chair, est hachée, et des graisses, des additifs et des exhausteurs de goût y sont ajoutés.
- Les enseignes font souvent des campagnes de pub pour montrer le « bon côté » de leurs produits : traçabilité, fraîcheur, etc. Les quantités de graisses et de sucres utilisées restent malgré tout bien présentes... C'est un peu comme lorsque les Anglais cherchent à vous prouver qu'il ne pleut pas à Londres.

J'évite	Je préfère
• Le gros hamburger Parce qu'il est extrêmement riche. Étant donné qu'il se dévore très rapidement, votre faim ne sera pas apaisée et vous ne vous contenterez pas seulement de lui.	**• Le cheeseburger** Il est deux fois moins riche qu'un gros hamburger. Vous pouvez aussi choisir un hamburger au poisson, deux fois moins riche que le hamburger classique.
• Les frites Elles sont très grasses et salées. Si vous en avez vraiment envie, contentez-vous d'une petite portion.	**• Les potatoes** Elles sont un peu moins grasses que les frites. Une astuce consiste à les découper en petits morceaux dans la salade (sans sauce) afin de lui donner du goût. Ce plat composé soi-même est un peu plus rassasiant et permet d'éviter la casse !
• La salade caesar Avec sa sauce, elle est aussi riche qu'un hamburger !	**• La salade caesar** ... Sans la sauce !
• Les sundays et autres crèmes glacées Leur apport calorique est très élevé.	**• Des fruits à croquer** Ou même un frappé à la framboise, trois fois moins riche qu'une crème glacée !

Je fais mes comptes !

Si je consomme un hamburger + une grande boîte de nuggets + une crème glacée, j'aurai avalé l'équivalent de 3 hamburgers !

Fast-food maison

Burger au poulet grillé

Env. 2 €/personne
Pour 4 personnes
- **Préparation 12 mn**
- **Cuisson 6 mn**

Ingrédients :
- 1 poivron pelé et coupé en lanières
- 3 pulvérisations d'huile en spray
- 400 g de filets ou d'aiguillettes de poulet coupés en 2 dans l'épaisseur
- sel et poivre
- 1/2 oignon coupé en rondelles
- 4 petits pains pour hamburgers
- 4 cc de pesto au basilic
- 10 g de basilic

Vaporiser une poêle d'huile et y faire revenir les lamelles de poivron pendant 5 minutes à feu moyen. Réserver.

Dans la même poêle, vaporiser à nouveau 2 pulvérisations d'huile et faire revenir pendant 2 à 3 minutes de chaque côté les filets de poulet préalablement salés et poivrés, ainsi que les rondelles d'oignon. Si les filets sont encore trop épais, les couper à nouveau dans l'épaisseur.

Tartiner le fond de chaque pain à hamburger avec 1 cc de pesto. Ajouter le poulet, de l'oignon, des feuilles de basilic et quelques lamelles de poivron. Recouvrir avec le chapeau et servir.

Chips allégées

Env. 1 €/personne
Pour 4 personnes
- **Préparation 10 mn**
- **Cuisson 15 mn**

Ingrédients :
- 8 pommes de terre rosevals
- 1 cc d'huile en spray

Préchauffer le four à 250 °C. Laver les pommes de terre, les émincer très finement sans les éplucher. Les rincer puis les sécher avec du papier absorbant.

Disposer une couche de pommes de terre sur une feuille de papier de cuisson et vaporiser l'huile avec le spray.

Enfourner et baisser immédiatement la température du four à 160 °C. Laisser dorer jusqu'à ce que les chips soient croustillantes. Compter environ 15 minutes.

Vous pouvez réaliser les chips avec des patates douces.

Glace à l'italienne express

Env. 2,50 €/personne

Pour 1 personne

- **Préparation 15 mn**
- **Temps supplémentaire 2 h**

Ingrédients :

- 45 g de lait demi-écrémé concentré non sucré
- 130 g de framboises (ou tout autre fruit de saison)
- 1 cc d'édulcorant (facultatif)

Avant de commencer la préparation, mettre le lait concentré au congélateur. Congeler le fruit épluché après l'avoir coupé en tout petits morceaux.

Au moment de la dégustation, mettre les fruits congelés dans le bol du mixeur avec le lait très froid. Mixer pour obtenir une crème et déguster aussitôt.

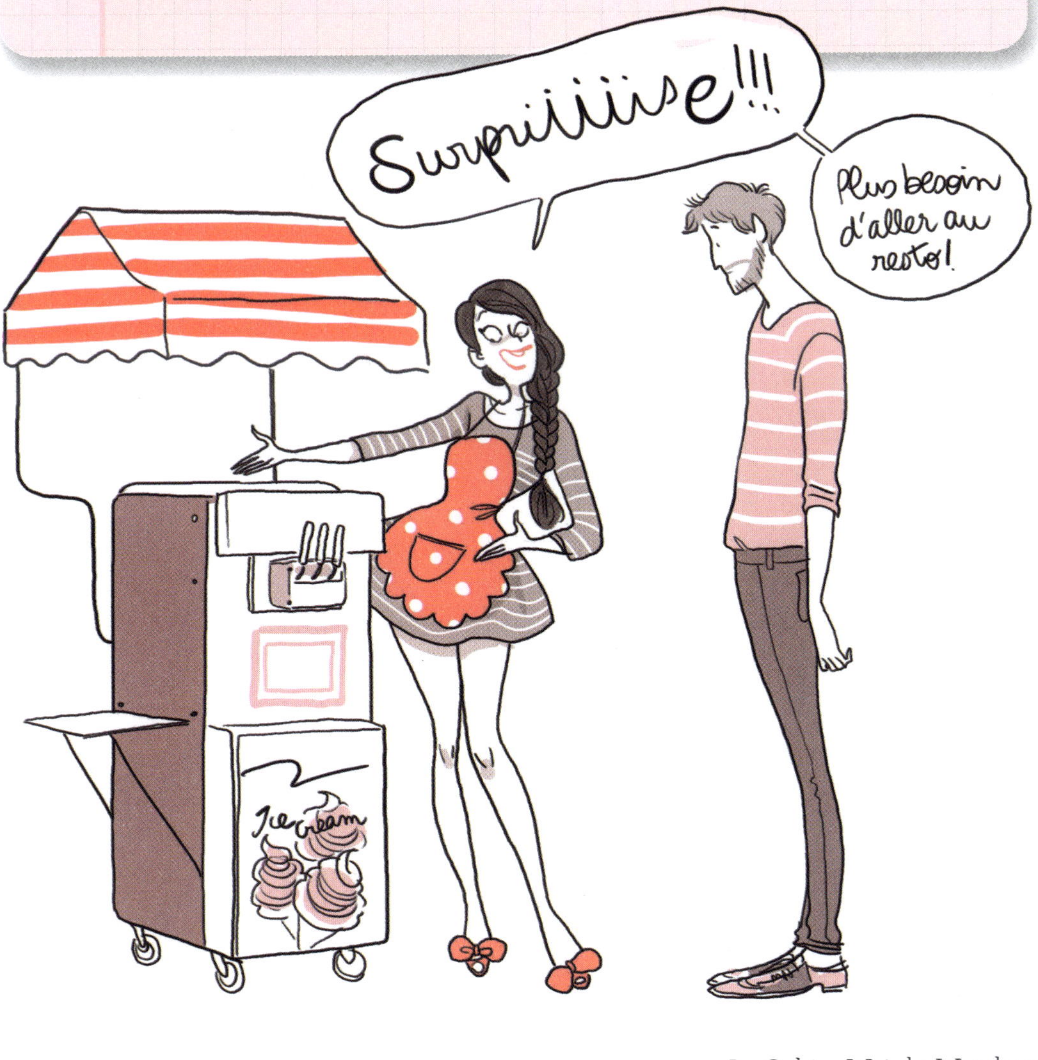

23. À LA CANTINE

La cantine ? Non mais ça va pas ? Je suis plus en quatrième B, au temps où je pouvais reprendre trois fois du gratin dauphinois et ne pas me sentir serrée dans ma minijupe en jean. Et si au contraire on décidait de pousser son plateau pour s'alléger ? Si, si, c'est possible !

Et puis d'abord, j'ai pas le temps
Entre midi et deux, c'est le bon moment pour me lancer dans ce tableau croisé dynamique sous Excel. Josiane file à la cantine et je peux souffler. Josiane. 50 ans au balcon et une taille de guêpe... malgré 30 ans de cantine ! On le dit et on le redit : sauter un repas n'est pas la solution. Dans un premier temps, vous serez fière de vous, car vous aurez l'impression d'avoir considérablement allégé votre apport calorique de la journée en croquant simplement dans une pomme, mais vos rêves de légèreté vont totalement s'effondrer au cours de l'après-midi. Fatigue, coups de pompe, coups de fringale : le spectre de la barre chocolatée vous guette et vous tend les bras...

Et puis d'abord, c'est trop cher pour ce que c'est
Autour de son cou, Josiane a trois colliers : ses lunettes demi-lune, son badge, pour pointer à 8 h 07 et sa carte de cantine, dont elle ne se sépare jamais. Elle a fait son petit budget. À la cantine, Josiane adore les coquillettes et les carottes râpées. C'est certain, la cantine est loin du restaurant trois étoiles, alors faites le choix de la simplicité. Optez pour une tranche de jambon blanc avec des haricots verts. Privilégiez le bon vieux yaourt nature, la cuisse de poulet sans la peau et la petite assiette de crudités.
Ça fait cher le yaourt nature et la tranche de jambon, direz-vous. Oui, mais si vous aviez acheté tout cela à la boulangerie, le montant aurait été plus élevé. Et comme on a bien dit qu'il ne fallait pas sauter de repas, la cantine est encore la solution la plus économique et la plus équilibrée.

C'est pas moi qui paie !

Et si vous voulez profiter d'un véritable menu gastronomique, faites-vous inviter par votre chéri dans un bon restaurant ! Entre midi et deux, de temps à autre, ça peut être romantique...

(pas très féministe...

Et puis d'abord, c'est gras et c'est lourd

Tss Tss… Votre cantine est sans doute équipée de plateaux que vous poussez tranquillement et c'est vous qui faites le choix de votre menu. Ne me dites pas qu'en bout de table, une cantinière au large tablier à carreaux vous impose des parts gargantuesques de lasagnes et de grandes rasades d'aligot, je ne vous croirai pas… Oui, oui, c'est bien vous qui tendez la main vers la jardinière de légumes à la mayonnaise (alors qu'on vous propose une tomate coupée en rondelles). Et c'est encore vous qui préférez la rondelle de saucisson aux carottes râpées et les frites à la ratatouille. Et, l'estomac un peu lourd, vous lancez à votre collègue de travail depuis votre écran : « Pfiou, c'était vraiment lourd à midi, j'arrive pas à digérer… » Pas vrai ? Et si vous modifiez simplement un peu vos choix ?

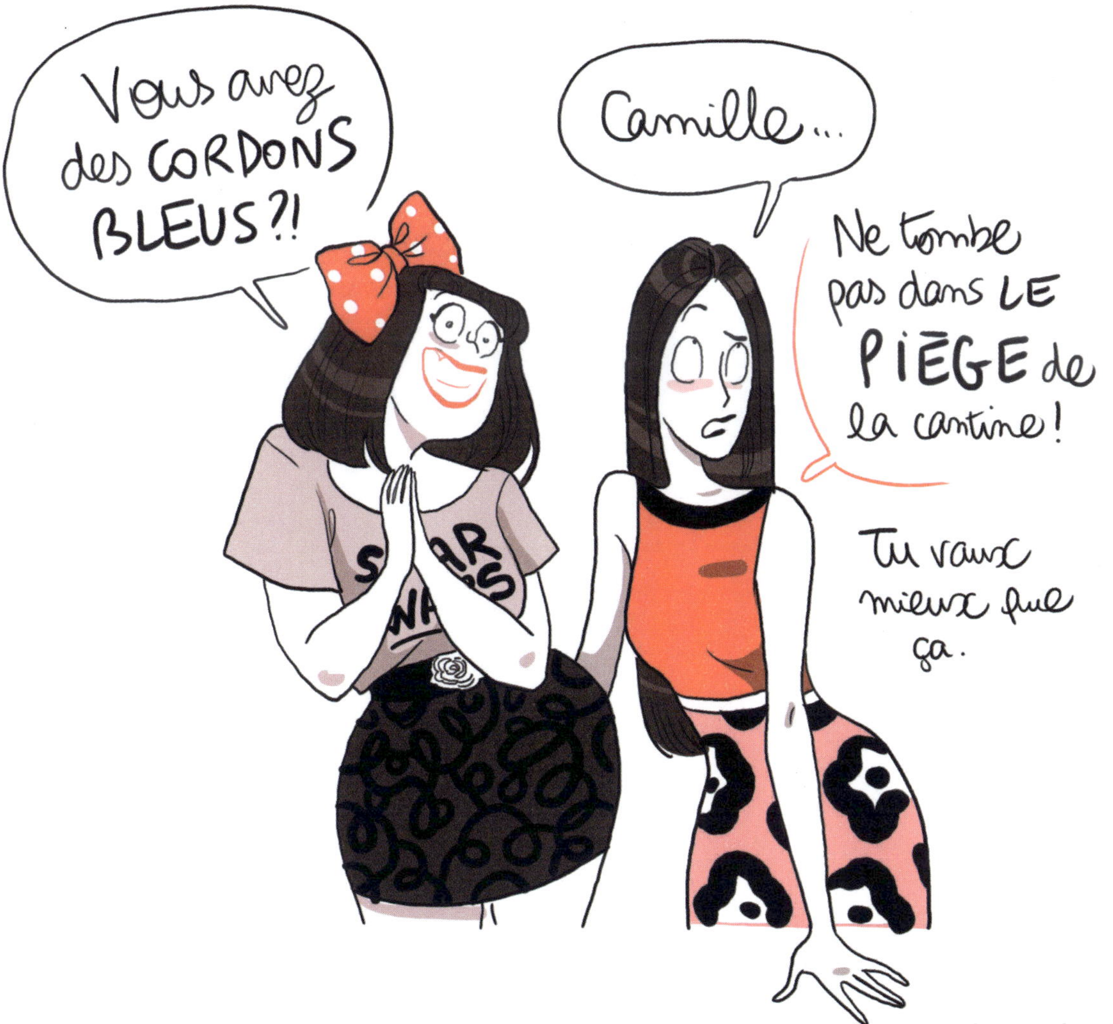
Vous avez des CORDONS BLEUS ?!
Camille…
Ne tombe pas dans LE PIÈGE de la cantine !
Tu vaux mieux que ça.

24. QUIZ CANTINE : SAUREZ-VOUS FAIRE LES BONS CHOIX ?

Top ! Je suis un aliment qui se dépose sur le plateau de la cantine. Je suis léger ou lourd, vert ou gras, je suis, je suis... Il n'y a pas de mauvais choix ! Il existe en revanche des combinaisons de menus plus riches que d'autres. Alors pendant que vous patientez, composez-vous un menu équilibré en protéines, fibres, glucides...

Parmi les exemples de plats ci-dessous, pointez ceux que vous auriez choisis, puis lisez les commentaires.

Les entrées

- Pamplemousse
- Salade de tomates vinaigrette
- Salade verte aux miettes de thon non assaisonnée
- Macédoine de légumes
- Charcuterie
- Salade de lentilles
- Radis-beurre

Que choisir ?

On le répète, tout est affaire de combinaisons. Par exemple, si vous optez pour le pamplemousse, vous faites un choix ultraléger. Si vous poursuivez avec des brocolis et un yaourt nature, vous faites un choix trop léger et vous aurez faim en sortant de table, ce qui va entraîner des fringales dans l'après-midi. Par conséquent, si vous optez pour le pamplemousse, vous avez sans doute décidé de choisir un plat principal plus riche. Mais attention aux faux amis : la tomate vinaigrette et le radis-beurre peuvent en faire partie si vous consommez plus de vinaigrette que de tomate et plus de beurre que de radis.

Les lentilles sont un choix judicieux si vous vous apercevez que le seul féculent proposé ensuite, ce sont les frites. Elles remplaceront le féculent et vous permettront de « tenir » tout l'après-midi et d'opter simplement pour les brocolis avec votre viande.

Les plats principaux

- Des morceaux de poulet rôti
- Un steak haché
- Du poisson à la bordelaise

Que choisir ?

La viande blanche est un « faux ami »: elle n'est pas moins grasse que certaines viandes rouges et surtout que certains poissons. À la cantine, la sauce est maintenant toujours servie à part, on peut donc à la place prendre juste le morceau de citron qui est généralement également proposé.

Les accompagnements

- Frites
- Gratin dauphinois
- Brocolis
- Coquillettes

Que choisir ?

Il est souvent possible de demander au cuisinier une assiette « moitié moitié »: un peu de verdure et un peu de féculents (sauf si vous avez choisi le taboulé en entrée, bien entendu; dans ce cas, vous opterez uniquement pour les légumes).
Les coquillettes seront moins riches que les frites ou le gratin dauphinois. Selon la recette, le gratin peut être aussi riche que les frites, voire plus! Il est donc recommandé de le consommer avec modération...

Les laitages

- Yaourt nature
- Yaourt aux fruits allégé
- Crème dessert
- Portion de fromage

Que choisir ?

Évidemment, le yaourt nature sera le plus léger des quatre propositions, le yaourt « allégé » étant à peu près équivalent. Vous risquez d'être déçue par la crème dessert, dont la saveur est souvent un peu industrielle : peu de lait et beaucoup de sucre. Et si vous laissiez plutôt cette gourmandise de côté pour en savourer une bien meilleure à la maison ?

Quant à la portion de fromage, elle présente l'avantage d'être petite. En effet, la cantine vous offre rarement la possibilité d'attaquer la moitié d'un camembert ! En revanche, la qualité du fromage risque d'être médiocre. Attendez plutôt le week-end pour vous régaler avec un bon fromage AOC !

Les desserts

- Fruits
- Compote
- Mille-feuille
- Flan aux œufs

Que choisir ?

Oubliez le flan aux œufs et le mille-feuille industriel. Vous risquez d'être déçue et vous allez alourdir considérablement votre repas. Préférez la compote ou les fruits.

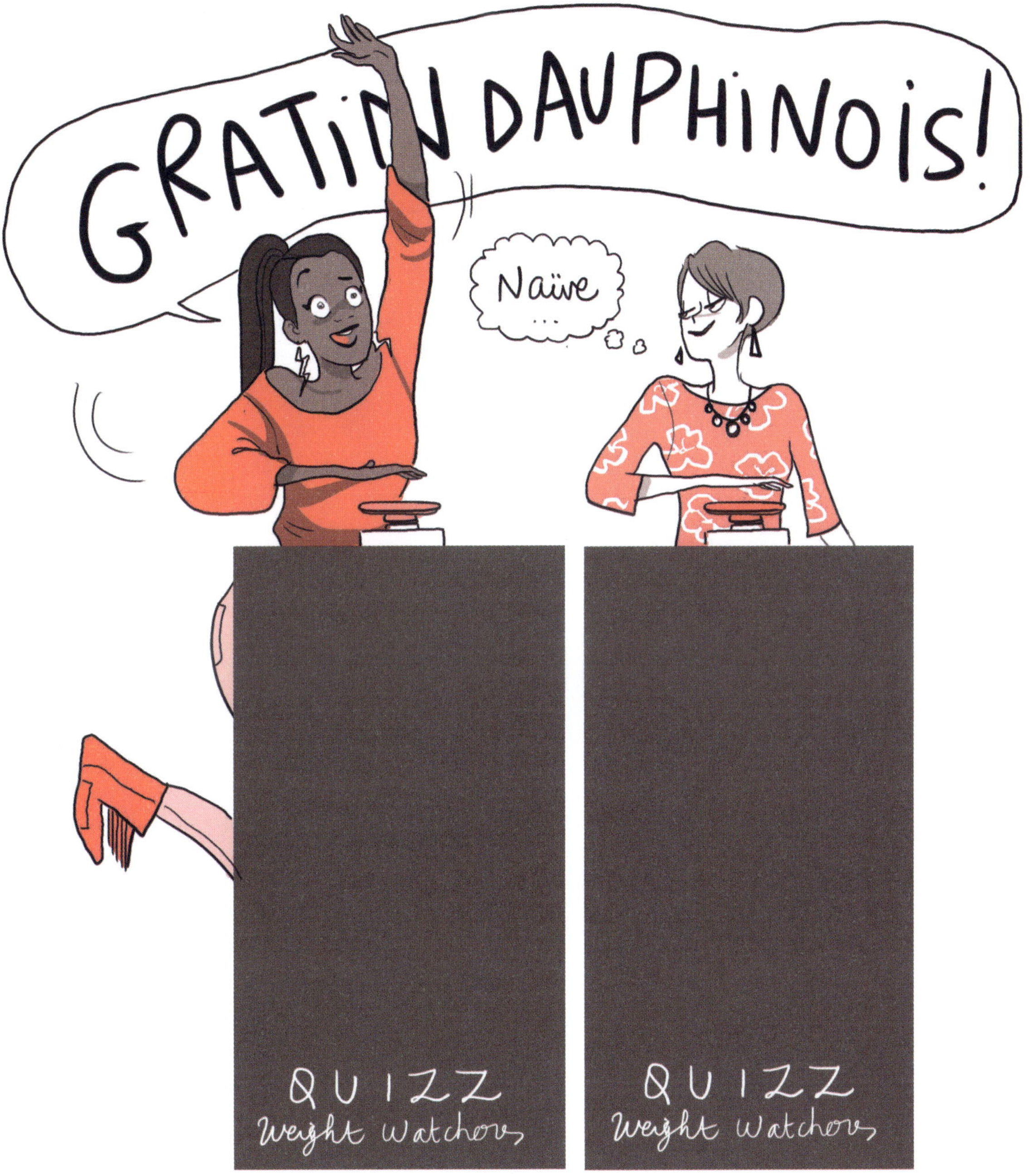
GRATIN DAUPHINOIS!
Naïve
...
QUIZZ
Weight Watchers
QUIZZ
Weight Watchers

25. *JE MANGE VITE FAIT : PIQUE-NIQUE ET BENTO*

Josiane, ma collègue, a toujours le temps de filer déjeuner à la cantine parce que les fichiers croisés dynamiques, c'est moi qui m'y colle. Et le déjeuner sur le pouce, c'est aussi pour moi.

J'évite les menus trop légers…
La salade dans sa barquette en plastique, sans sauce et accompagnée d'une pomme à croquer, c'est sûr, c'est léger. Mais le premier petit creux se fera sentir dès 14 heures, et à 18 heures, lorsque vous rentrerez chez vous, ce sera un feu d'artifice de fromage et de chocolat. Impossible d'attendre paisiblement l'heure de la collation ou du dîner avec un pique-nique aussi léger !

… et les menus trop lourds
L'attitude inverse consiste à foncer systématiquement au fast-food ou à dévaliser le vendeur de kebabs. Si vous adorez ce type de cuisine, prévoyez un petit passage exceptionnel par votre enseigne préférée une fois par mois au maximum et n'optez pas pour le menu le plus lourd !

J'allège mon porte-monnaie et ma ligne
Les sandwichs tout prêts sont souvent assez gras (beaucoup de beurre dans le jambon-beurre, trop de mayonnaise dans le poulet-crudités) et ils ne sont pas donnés : de 4 à 6 euros selon le contenu… Et si vous optez pour un sandwich triangle un peu moins cher, la saveur ne sera pas au rendez-vous, mais les calories, si.
Prévoyez plutôt d'acheter une baguette au levain à la boulangerie, puis de passer à la supérette du coin pour acheter une petite salade en sachet et deux tranches de jambon. Le coût sera inférieur et la qualité bien supérieure.

Je prépare une salade en kit
Votre journée va être très chargée et vous savez que vous n'aurez pas trop le temps de déjeuner : préparez-vous la veille une salade en kit et additionnez les ingrédients au dernier moment. Par exemple, découpez des petits morceaux de haricots verts en bocaux, des tomates et une tranche de jambon, et faites cuire quelques pâtes *al dente*.

Que choisir à la boulangerie ?

J'évite
- Les parts de pizza, souvent très grasses en boulangerie
- Les quiches lorraines
- Les paninis
- Les pains briochés
- La part de brownie comprise dans le menu : elle est aussi riche que le sandwich lui-même !

Je préfère
- Le sandwich au jambon blanc
- Le fruit ou le yaourt aux fruits rouges compris dans le menu

Et si vraiment j'en ai envie
Je peux opter pour une ou deux chouquettes, ou une miniviennoiserie (on a bien dit mini !).

Le matin, avant de partir, prélevez une petite quantité de chacun des ingrédients, que vous mélangerez à l'heure du déjeuner. Si vous ajoutez quelques herbes de Provence et un filet de vinaigre balsamique, la vinaigrette est inutile.
Il existe dans les magasins de très jolis récipients à étages qui permettent d'emporter son repas pour la journée. Votre temps de pause devient alors poétique... comme lorsque Laura Ingalls s'en va à travers les champs avec son petit baluchon pour sa journée d'école.

Je prévois une grande bouteille d'eau minérale
Les sandwichs donnent soif, alors emportez une quantité d'eau suffisante pour vous hydrater l'après-midi, ou une Thermos remplie d'une boisson chaude non sucrée : thé, tisane...

Je pense à ma collation
Quoi que vous choisissiez, prendre un repas froid un peu rapidement peut entraîner une sensation de faim plus importante au moment du goûter : répartissez vos apports de façon à ne pas craquer en début de soirée. Apportez un fruit, une salade de fruits, une compote, une tranche de pain complet, ou du fromage blanc si vous pouvez stocker de la nourriture dans un réfrigérateur.

Mes petits plats à emporter

Minibagnat

Env. 2 €/personne
Pour 4 personnes
• Préparation 15 mn

Ingrédients :

- 4 petits pains individuels de 50 g chacun
- 1 petit-suisse à 0 %
- 1 cc d'huile d'olive
- 1 gousse d'ail
- 2 tomates cocktail
- 1/2 poivron vert
- 1 oignon
- 4 filets d'anchois à l'huile d'olive
- 8 feuilles de basilic
- 4 feuilles de laitue
- sel et poivre

Ouvrir les petits pains sans séparer les 2 moitiés complètement. Les passer au grille-pain.

Mélanger le petit-suisse avec l'huile d'olive, l'ail, du sel et du poivre. Étaler une cuillerée de la préparation à l'intérieur de chaque pain, sur l'une des 2 faces.

Rincer les tomates et le demi-poivron. Couper les tomates en petits quartiers et le poivron en fines lamelles. Détailler l'oignon en fines rondelles.

Répartir les légumes dans les sandwichs. Ajouter un filet d'anchois et 2 feuilles de basilic dans chaque pain. Couvrir d'une feuille de laitue et refermer.

Émincé de chou aux dés de poulet grillés

Env. 2 €/personne
Pour 4 personnes
• Préparation 15 mn
• Cuisson 5 mn

Ingrédients :

- 400 g de chou blanc
- 2 escalopes de poulet (200 g)
- 1 CS de moutarde
- 3 cc d'huile d'olive
- 100 g de fromage blanc à 0 %
- 1 cc de vinaigre de cidre
- 1 cc de menthe surgelée
- sel et poivre du moulin

Émincer finement le chou blanc au robot.

Couper les blancs de poulet en dés, les enrober de moutarde dans un bol. Faire chauffer 1 cc d'huile d'olive dans une poêle antiadhésive, y faire revenir les dés de poulet pendant 5 minutes, tout en les retournant régulièrement.

Dans un saladier, mélanger le fromage blanc avec 2 cc d'huile d'olive restantes et le vinaigre. Saler et poivrer. Verser l'émincé de chou et mélanger.

Répartir dans 4 coupelles, ajouter quelques dés de poulet grillés et parsemer de menthe.

Salade de torsades

Env. 2 €/personne

Pour 4 personnes

- **Préparation 15 mn**
- **Cuisson 11 mn**
- **Réfrigération 30 mn**

Ingrédients :

- 140 g de torsades de couleurs différentes
- 2 escalopes de dinde (260 g)
- 1 cc d'huile de colza
- 8 cc de crème fraîche allégée à 4 %
- 1 CS de jus de citron
- 1 cc de moutarde à l'ancienne
- 1 cc de basilic
- 250 g de tomates cerise
- 30 g de feta au naturel
- sel et poivre

Porter une grande quantité d'eau salée à ébullition. Y cuire les pâtes 8 minutes. Les égoutter et les rafraîchir sous l'eau froide dans une passoire.

Saler et poivrer les filets de dinde, les détailler en lanières et les saisir dans une poêle antiadhésive avec l'huile, pendant 3 minutes. Dans un saladier, mélanger la crème avec le jus de citron et la moutarde. Ajouter les pâtes, les lanières de dinde et le basilic. Mélanger.

Couper les tomates cerise en deux, les ajouter dans le saladier. Remuer le tout délicatement. Parsemer de feta émiettée et donner un tour de moulin à poivre. Réserver au frais 30 minutes avant de servir.

26. DESSERTS LÉGERS

Envie d'une petite douceur ? Ne vous la refusez pas. Apprenez simplement à canaliser – un tout petit peu – votre désir irrépressible de saveur sucrée.

Je ne m'interdis pas le sucre

En 1980, vos parents vous avaient interdit de regarder *Dallas* le samedi soir, puis *Côte Ouest* le vendredi. Quand vous êtes arrivée en cité U, quelques années plus tard, vous avez fait sauter les cours à la fac pour regarder toutes les redifs… L'interdit avait produit chez vous une boulimie de JR et une soif de Sue Ellen insatiables… Le sucre, c'est comme une bonne série télé. Si on s'en prive, on se regarde ensuite tous les épisodes à la suite et on se couche à 3 heures du mat'… Si vous êtes gourmande et que vous vous refusez un carré de chocolat, vous tiendrez sur les nerfs quelques jours, puis, à la moindre contrariété, vous plongerez tête baissée dans la plaquette.

Je planifie mes pauses gourmandes

Au lieu de vous dire : « Non, aujourd'hui, c'est zéro dessert », prévoyez des menus équilibrés, mais rassurez-vous mentalement : « Ce soir, j'aurai droit à une délicieuse part de tarte aux pommes, ma préférée. »

3 astuces pour un dessert rapide, léger, économique et délicieux

1. Congelez des portions de fruits coupés en petits morceaux. Ananas, framboises, prunes… à votre goût. Une envie de glace ? Jetez les fruits surgelés dans un robot de cuisine très puissant, mixez, puis ajoutez un peu de sucre. Mixez encore et ajoutez simplement un blanc d'œuf cru. Mixez une dernière fois : vous obtenez un sorbet ultraléger, aussi onctueux qu'une crème chantilly.
2. Laissez gonfler des pruneaux et des raisins secs dans un thé brûlant et parfumé. Découpez-les ensuite en petits morceaux pour aromatiser un yaourt ou du fromage blanc.
3. Tartinez un peu de compote sur une tranche de pain chaud.

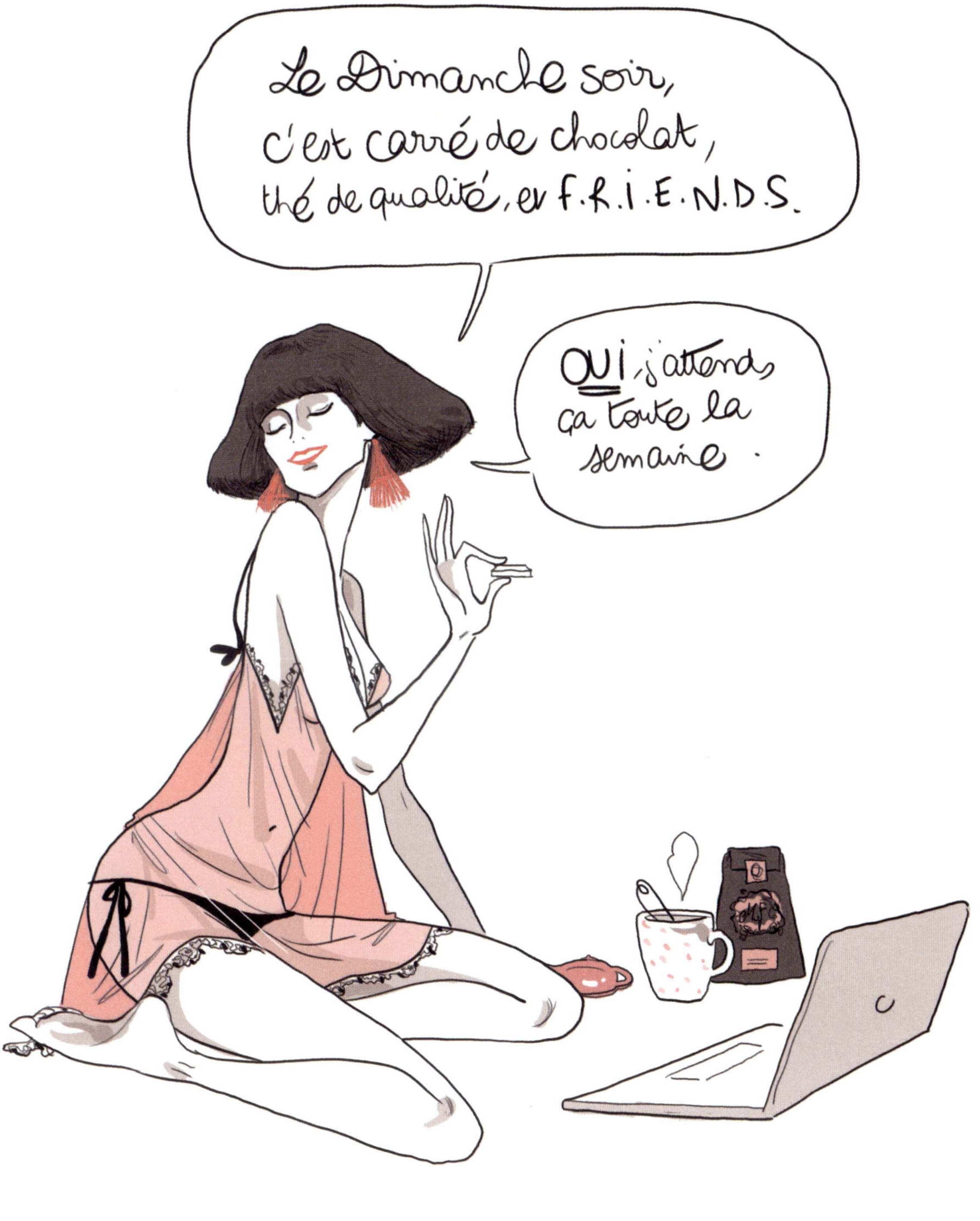
Le Dimanche soir, c'est carré de chocolat, thé de qualité, et F.R.I.E.N.D.S.
OUI, j'attends ça toute la semaine.

Tout en légèreté !

Mousseline au chocolat blanc

Env. 1 €/personne
Pour 4 personnes
- **Préparation 15 mn**
- **Réfrigération 10 mn**

Ingrédients :
- 1 CS de lait concentré non sucré à 4 %
- 80 g de chocolat blanc à la noix de coco râpée
- 250 g de fromage frais à 0 % saveur vanille

Verser le lait concentré dans un bol, réserver 10 minutes au congélateur pour le faire refroidir. Casser le chocolat blanc en morceaux, le faire fondre dans un bain-marie d'eau tiède en remuant sans cesse pour qu'il n'accroche pas.

Fouetter le lait concentré bien froid jusqu'à ce qu'il mousse. Incorporer le chocolat fondu puis le fromage frais. Mélanger délicatement jusqu'à obtenir une mousse onctueuse. Verser dans 4 petites coupelles et déguster.

Accompagner éventuellement de fruits frais (fraises, framboises, pêches) ou servir en nappage sur un gâteau.

Je deviens un fin gourmet

Oubliez les barres chocolatées, les pots de pâte à tartiner et autres gourmandises industrielles qui remplissent les placards. Outre le fait que ces friandises ne sont pas données, vous ne parviendrez pas à résister en cas de stress, de fatigue ou de contrariété. Alors n'en achetez plus, un point c'est tout.
En revanche, régalez-vous avec un sorbet maison ou un coulis de framboises fraîchement mixé sur un peu de fromage blanc. Faites entrer le luxe dans votre cuisine !

Soupe kiwi-pomme

Env. 1 €/personne

Pour 1 personne

• Préparation 3 mn

• Réfrigération 30 mn

Ingrédients :

- 2 kiwis
- 1 pomme granny-smith
- le jus de 1 orange

Peler les kiwis et la pomme. Épépiner cette dernière et la couper en morceaux.

Dans un blender, mixer les fruits avec le jus d'orange jusqu'à obtenir une préparation bien onctueuse. Verser dans un bol et déguster bien frais.

Ajouter une couche de mascarpone sucré fouetté sur le dessus et présenter en verrine.

Tartelettes aux abricots

Env. 1,50 €/personne

Pour 4 personnes

• Préparation 20 mn

• Cuisson 20 mn

Ingrédients :

- 5 pulvérisations d'huile en spray
- 4 feuilles de pâte filo
- 100 g de crème fraîche allégée à 15 %
- 1 œuf de poule moyen
- 1 cc d'extrait de vanille liquide
- 15 g de sucre en poudre
- 6 abricots coupés en deux

Préchauffer le four à 190 °C.

Recouvrir 4 petits moules à tartelettes de papier sulfurisé.

Vaporiser d'huile chacune des 4 feuilles de pâte filo et les empiler. Couper la pile en 4 carrés égaux. Disposer un carré de feuilles dans chaque moule.

Battre la crème fraîche, l'œuf, l'extrait de vanille et le sucre en poudre. Mettre 3 moitiés d'abricot dans chaque fond de tarte, puis verser une cuillère du mélange de crème fraîche par-dessus. Mettre au four et faire cuire pendant environ 12-15 minutes, jusqu'à ce que la crème ait pris.

Laisser refroidir, puis servir.

27. LES BOISSONS MAISON, LES THÉS ET LES INFUSIONS

Bonne nouvelle ! Il existe un allié minceur gratuit et bienfaisant pour notre corps : l'eau. Il nous suffit d'ouvrir le robinet pour nous hydrater !

L'eau est notre alliée minceur

En elle-même, l'eau ne fait pas maigrir, mais elle permet d'éliminer les toxines accumulées dans l'organisme. Associée aux fibres, elle contribue à l'équilibre intestinal et aide le transit. Elle permet également de calmer temporairement une petite faim. Notre besoin en eau est d'environ deux litres par jour. La nourriture nous en procure un, il est donc important de boire au moins un litre par jour.

L'eau du robinet est gratuite et potable !

Si vous n'appréciez pas son goût, vous pouvez la filtrer dans une carafe afin de l'atténuer. Et pour une table plus festive, vous pouvez aussi y ajouter quelques bulles grâce à une cartouche de gaz, dont le coût est nettement moins élevé qu'un pack d'eau minérale gazeuse.
Consommer de l'eau à bulles permet à certaines d'apaiser leur envie de manger ou de boire un soda. Vous pouvez par ailleurs également y ajouter un jus de citron.

Les sodas sont chers en sucre et en euros

Les sodas sont riches en sucres et ceux qui sont édulcorés à l'aspartame font perdurer cette envie permanente de saveur sucrée. Il est donc recommandé de n'en consommer qu'occasionnellement. Lorsque vous vous servez, visualisez toujours la quantité de morceaux de sucre que vous absorbez : environ 6 dans un grand verre de soda.

Les boissons alcoolisées aussi

Eh oui, l'alcool n'apporte que des calories « vides », donc : direct sur les hanches ! Un verre de champagne est plus riche qu'une canette de soda ! Alors, pour votre santé et votre ligne, limitez votre consommation d'alcool. Votre budget s'en trouvera également allégé, car l'alcool n'est pas donné. Comptez une moyenne de 5 euros pour un litre de vin moyen. L'eau, elle, est gratuite.

Quid des jus de fruits ?

S'ils sont préparés à la maison et non additionnés de sucre, les jus de fruits sont une source agréable de vitamines. Mais attention, ils sont aussi riches qu'une canette de soda. Il faut donc les considérer comme une part entière du repas. Vous pouvez par exemple vous préparer un délicieux smoothie à base de plusieurs fruits ; il pourra constituer un très bon dessert ou une succulente collation.

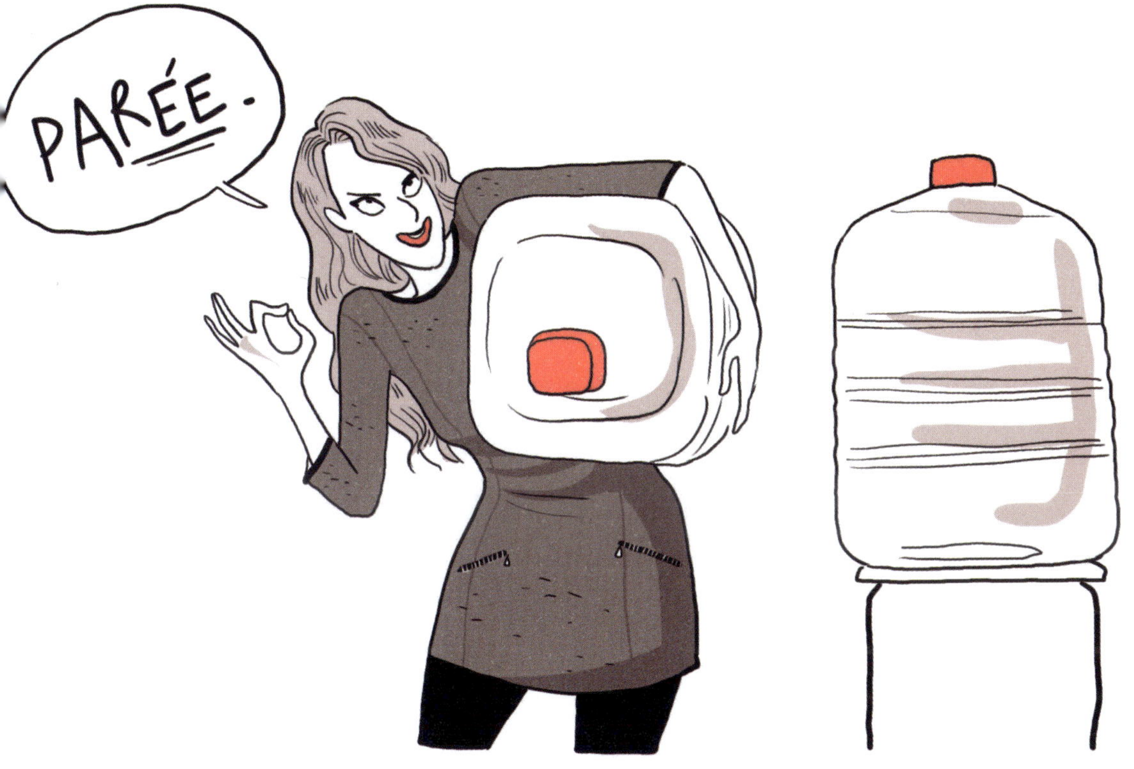

Variez les pisse-mémé

- Matin : eau additionnée d'un peu de jus de citron.
- Midi : thé vert avec quelques feuilles de menthe fraîche.
- Quatre heures : earl grey, pour faire plaisir à Josiane.
- Dans l'autobus : eau minérale au goulot glissée dans mon grand sac fourre-tout, avec mon magazine de fille et mon iPad mini à la coque rose poudrée.
- 20 heures : tisane verveine-tilleul pour se détendre.

Mes boissons maison

Smoothie banane-framboise

Env. 2 €/personne
Pour 4 personnes
• Préparation 10 mn

Ingrédients :
- 300 g de framboises surgelées
- 2 bananes
- 2 yaourts nature à 0 %
- 4 cc d'édulcorant
- 100 g de groseilles surgelées

Décongeler les framboises 10 minutes au four à micro-ondes, position décongélation. Peler les bananes, les couper en morceaux.

Mixer les framboises avec 5 centilitres d'eau, tamiser la pulpe à travers un chinois.

Reverser la pulpe des framboises dans le bol du robot, ajouter les bananes, les yaourts et l'édulcorant. Mixer jusqu'à obtenir une préparation homogène.

Répartir les groseilles surgelées dans 4 verres. Verser le smoothie, mélanger et servir avec une paille et une cuillère à cocktail.

Thé glacé aux fruits

Env. 1 €/personne
Pour 1 personne
• Préparation 5 mn

Ingrédients :
- 1 sachet de thé aux fruits
- 100 ml de jus de pomme (100 % pur jus sans sucre ajouté)
- 100 ml d'eau gazeuse
- 1/4 de citron vert

Préparer du thé avec 100 ml d'eau et le sachet de thé aux fruits (parfum au choix). Laisser refroidir.

Ajouter 100 ml de jus de pomme et placer au réfrigérateur.

Au moment de servir, ajouter l'eau gazeuse, le citron vert coupé en lamelles et des glaçons.

Lait fraise

Env. 1 €/personne
Pour 4 personnes
• Préparation 2 mn

Ingrédients :
- 8 cc de sirop de fraise
- 100 ml d'eau plate
- 250 g de fraises
- 800 ml de lait demi-écrémé

Préparer des glaçons à l'avance avec 8 cc de sirop de fraise et 100 ml d'eau.

Au moment de servir, mixer 250 g de fraises avec 800 ml de lait demi-écrémé très froid.

Répartir les glaçons et le lait fraise dans 4 grands verres et déguster.

Je fais le plein de vitamines avec le smoothie vert !

- 2 pommes
- 3 clémentines
- 1/4 de bouquet de persil
- 1 grosse poignée d'épinards frais

Je mixe l'ensemble au blender et je déguste !

28. VRAI OU FAUX : CES ACHATS SONT-ILS LÉGERS ET PEU COÛTEUX ?

Les apparences sont parfois trompeuses : prenez une paire de ces bottes fourrées australiennes si célèbres, c'est ultraléger et pourtant ça alourdit la ligne... Cette botte est à la mode ce que la chips est à la diététique : légère et surprenante sur les cuisses !

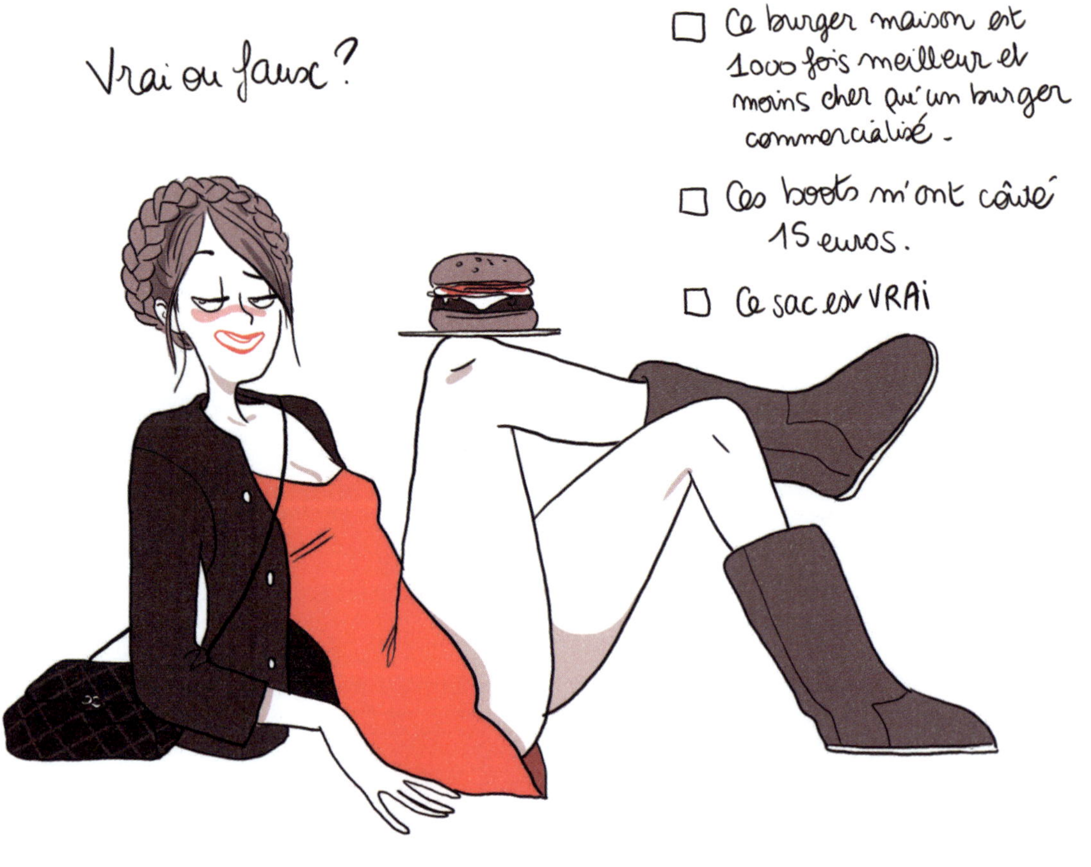

Vrai ou faux ?
☐ Ce burger maison est 1000 fois meilleur et moins cher qu'un burger commercialisé.
☐ Ces boots m'ont coûté 15 euros.
☐ Ce sac est VRAI

a. À midi, c'était haricots verts et steak grillé. Et à 4 heures, six goûters fourrés avec une tasse de thé. C'est toujours plus léger que ce que j'ai mangé hier : spaghettis à la sauce tomate au déjeuner et compote pomme-vanille à 4 heures !

❑ vrai ❑ faux

Réponse

Faux ! Les spaghettis à la sauce tomate, s'ils ne sont pas accompagnés d'une sauce ultrariche à la crème et à la viande, sont plus légers que le paquet de biscuits ! On le rappelle : mieux vaut apporter à chaque repas une juste proportion de féculents, de légumes et de protéines afin de ne pas avoir de fringales dans l'après-midi.

b. Le menu fast-food est plus riche mais moins coûteux que celui d'une brasserie classique.

❑ vrai ❑ faux

Réponse

Vrai, si vous optez pour le menu intégral, entrée, plat et dessert. En revanche, si vous choisissez simplement un plat équilibré à la brasserie, puis que vous complétez votre repas avec une pomme, vous n'aurez pas dépensé plus d'argent et vous aurez dégusté un mets bien meilleur qu'un sandwich brioché tout mou !

c. Les matières grasses, ce n'est pas cher et ça fait grossir. Il faut éviter d'en consommer.

❑ vrai ❑ faux

Réponse

Vrai et faux... Les matières grasses, de préférence végétales, sont indispensables tous les jours, mais en restant dans une consommation raisonnable (en période de perte de poids, essayez de ne pas dépasser une cuillère à soupe par jour, autrement ce sont environ 3 cuillères à soupe par jour). Choisissez plutôt une huile e première pression à froid. Évitez les matières grasses hydrogénées, pas idéales pour l'organisme.

d. Des sodas, des chips et des pizzas toutes prêtes : ça reste ce qu'il y a de moins cher quand on est vraiment ric-rac.

❑ vrai ❑ faux

Réponse

Vrai et faux... C'est vrai, ces produits ne sont pas chers, mais ils sont encore trop chers pour ce qu'ils sont ! En éliminant le coût de ces produits, on peut largement s'offrir de bons légumes frais et quelques fruits. D'autre part, les plats tout prêts sont toujours plus chers, plus gras et plus salés que les plats réalisés à la maison. Si l'on cuisine tout soi-même, on dépense moins que lorsque l'on achète des plats préparés et on allège ses menus en graisses et en sucres.

e. Les fruits sont hors de prix, quelle que soit la saison.

❑ vrai ❑ faux

Réponse

Faux ! Les fruits sont plus chers que les légumes, mais si on suit les saisons, ils ne sont pas très onéreux. Il faut également rappeler que les fruits sont sucrés et qu'il n'est pas nécessaire d'en consommer plus que de raison si l'on n'a pas faim. Deux ou trois par jour suffisent.

f. Les crèmes desserts sont moins chères que les yaourts nature.

❑ vrai ❑ faux

Réponse

Faux ! Le pack de yaourts nature est moins cher. Vous pouvez l'assaisonner comme vous voulez, avec une pointe de miel, de confiture ou de coulis, et votre dessert sera moins coûteux et bien plus léger. Autre avantage : vos enfants auront beaucoup moins tendance à se resservir !

g. La façon de cuisiner de nos grands-mères était à la fois coûteuse et trop riche : aujourd'hui, les produits frais sont inabordables.

❑ vrai ❑ faux

Réponse

Faux ! Nos grands-mères cuisinaient tout elles-mêmes, elles dépensaient beaucoup moins d'argent en produits en tout genre. Leurs placards étaient essentiellement remplis de produits frais et de saison, et de quelques épices. Les plats mijotés sont bien moins riches qu'un sandwich !

h. La soupe est un aliment peu coûteux, léger et rassasiant.

❑ vrai ❑ faux

Réponse

Vrai ! Avec très peu de légumes, vous pouvez préparer une soupe délicieuse pour toute la famille. Un petit bol de soupe le soir permet de bien se caler et d'éviter ensuite de trop manger.
Pensez à réaliser vos soupes avec des restes de légumes cuisinés qui traînent dans le réfrigérateur. Un petit passage dans le blender et le tour est joué !

i. Les légumes verts coûtent une fortune, surtout en plein hiver.

❑ vrai ❑ faux

Réponse

Faux ! Il suffit de choisir des légumes de saison. Si vous n'appréciez pas les légumes d'hiver par exemple, vous pouvez acheter des légumes d'été et congeler une partie de vos achats après avoir débité les légumes en petits morceaux.

j. Dans les produits bas de gamme, les industriels ont tendance à ajouter du sucre, du sel et des graisses pour donner du goût à un produit insipide.

❑ vrai ❑ faux

Réponse

Vrai ! Lorsque l'on achète un plat tout prêt à un tarif défiant toute concurrence, on a intérêt à lire attentivement la liste des ingrédients. Le sucre et les graisses y sont souvent présents en abondance.

Mes fausses bonnes idées...

Je bois des jus de fruit, ça me fait ma portion de « 5 fruits et légumes par jour ».
Ce n'est pas parce que c'est inscrit sur l'emballage de votre « pur jus » du matin qu'il faut remplacer l'endive braisée par 5 verres de jus d'orange !
Premièrement, ça vous coûtera une fortune (le jus d'orange ne connaît pas la crise, vous si...).
Deuxièmement, ça ne remplacera pas un fruit frais dégusté et croqué lentement. Lui seul pourra vous apporter la sensation de satiété désirée. Et en plus, il est gorgé de vitamines !

Je craque sur une plaquette de chocolat, mais je bois beaucoup, ça permet d'éliminer.
Taratata... L'eau ou la tisane n'ont jamais fait mincir personne, et si un liquide magique était capable de dégommer les calories d'une tablette de chocolat, ça se saurait.
Alors, je bois pour m'hydrater, pas pour me déculpabiliser. Ce que je mange contient de l'énergie, seul le bon équilibre alimentaire peut me permettre de retrouver la ligne.

Je craque sur trois crèmes dessert, mais je me suis mise à la course à pied, ça permet d'éliminer.
Vous faites du sport ! Bravo ! Mais il n'est pas nécessaire de surajouter des aliments énergétiques et ultra-sucrés pour aller faire le tour du pâté de maisons. Alors, on ne se cherche pas de bonne excuse, si on a vidé le frigo en crèmes dessert, on assume, et on est même prête à l'avouer à Hugo, notre fils de dix ans qui va rentrer de l'école : on lui proposera un yaourt nature à la place...

Je craque sur le paquet de biscuits parce que j'ai 50 pages de tableau Excel à relire, alors là, tu vois, j'ai pas envie de me battre...
C'est sûr, c'est pas drôle. Mais demain ça sera la grève des trains, les dents du petit dernier et votre cher et tendre qui préfère réparer sa 4L de collection plutôt que de vous emmener au cinéma. Donc une contrariété par jour, un paquet de biscuits par jour...

29. *MON STRESS ME COÛTE CHER*

Le stress… Quel est le rapport avec le poids et le porte-monnaie ? Il en existe bien un et il s'appelle « cercle infernal ». En voici la preuve.

Mauvais démarrage…
Ce matin, votre journée a mal démarré. Dans la cuisine, vous ouvrez le lave-vaisselle que votre chéri a encore oublié de vider. Pendant que vous buvez votre café, vous contemplez la pile de linge à repasser qui s'élève dangereusement sur la table du salon. Vous soupirez. Ces petits détails vous agacent…
Vous filez en vitesse sous la douche après avoir signé le carnet de correspondance de votre fils à la dernière minute. Vous sautez dans le train *in extremis* et, bien sûr, un « incident voyageur » provoque un retard monstre sur toute la ligne. Vous arrivez au bureau sur les rotules. Votre N+1 fait la tronche, car vous n'êtes pas en avance et vous savez d'ores et déjà que vous n'aurez pas le temps de déjeuner. Alors, les bonnes résolutions prises la veille s'envolent peu à peu.

Les fringales commencent
À 10 heures, vous buvez deux cafés d'affilée, ce qui provoque une grande fringale vers 11 heures. Vous taxez cinq cookies à votre collègue Sophie…
À midi, vous êtes totalement débordée et vous demandez à Sabine, qui passe une tête, de vous prendre « un truc à grignoter à la boulangerie »… Elle revient avec un panini, une petite bouteille de thé glacé et un brownie… Vous la remerciez du bout des lèvres… Elle n'aurait peut-être pas dû prendre le menu, c'est un peu riche. Tant pis…

Et les ennuis continuent
Il est 15 heures : un coup de fil de votre garagiste vous informe qu'une partie du moteur de la voiture est hors-service… Et hop, 800 euros à débourser avant de partir en vacances.
Là, ça commence à faire beaucoup, une bouffée de chaleur vous envahit et vous filez au distributeur prendre un café et une barre chocolatée. Sur la terrasse, vous

demandez à Sabine si elle peut vous passer une cigarette… Certes, vous avez arrêté de fumer depuis un mois, mais l'info SNCF qui tombe sur votre iPhone vous achève littéralement : un préavis de grève vient d'être diffusé et ce soir, ce sera 2 h 30 de transport au lieu d'une…

Bye, bye les bonnes résolutions !
Et lorsque vous arrivez enfin chez vous vers 20 heures, inutile de dire que votre programme alimentaire est totalement passé à la trappe : ce sera pizza surgelée pour tout le monde. En plus, le lave-vaisselle n'est toujours pas vidé…

Le stress pèse sur notre santé et sur notre poids

- Si nous fumons cigarette sur cigarette pour tenter de nous apaiser, nous aurons dépensé en moyenne 100 euros à la fin du mois…
- Si nous grignotons pour compenser chaque contrariété de la journée, ce sont des calories en plus qui viennent alourdir notre apport quotidien : rappelons que certains paquets de gâteaux sont plus riches qu'un plat de lasagnes et que deux plaques de chocolat représentent les trois quarts d'un apport calorique moyen quotidien…
- Lorsque nous mangeons sur le pouce à l'heure du déjeuner pour pallier le manque de temps, nous dépensons en moyenne 8 euros, soit environ 160 euros par mois, et nous alourdissons considérablement notre apport calorique. Cette alimentation trop rapide nous pousse à grignoter puisque nous avons faim avant 18 heures à cause d'un déjeuner trop rapide…

La malbouffe, source de stress

Nous savons parfaitement que nous mangeons mal, que ce que nous grignotons au cours de la journée entraîne une prise de poids. Alors, devant notre miroir, le soir, nous avons tendance à nous détester et à détester notre journée. Cette journée était tellement pourrie, qu'après tout un peu plus un peu moins… Et nous filons à la cuisine trouver un peu de réconfort dans une crème dessert. Le cercle infernal du stress reprend dès le lendemain…

Comment endiguer le stress ?

Je respire

Lorsqu'un petit tracas survient au cours de la journée, j'essaie de modifier ma réaction : je commence par respirer au lieu de manger. Je peux sortir faire un tour, ou encore ouvrir la fenêtre en grand. J'inspire amplement, et je pense avant tout à expirer. Mon expiration doit durer deux fois plus longtemps que mon inspiration. Ainsi, j'élimine physiquement le stress qui était en train de m'envahir.

Je prends une boisson chaude et je m'accorde du temps

Certes, je suis en retard, certes, mon chef n'est pas content. Mais je peux cependant faire bouillir un peu d'eau et prendre 5 minutes avant de foncer à mon ordinateur. Ça ne changera pas la face du monde, mais ça peut m'aider à prendre un peu de recul.

Je relativise

Je me demande si dans un mois, dans un an, je me souviendrai encore de cette journée où la photocopieuse était tombée en panne. Non ? Alors je dois accorder à ce désagrément une juste place. Ne pas me laisser envahir par la mauvaise nouvelle et la replacer dans un contexte plus large.

Je m'encourage au lieu de dénigrer mes efforts

C'est vrai, aujourd'hui, j'ai craqué et je suis passée du brownie à la barre chocolatée. Au lieu de me reprocher intérieurement mon manque de courage, je peux au contraire tâcher de me réconforter et me parler comme à une amie : « C'est vrai, cette journée n'était pas top, mais le reste de la semaine était parfait, et ce n'est pas parce que j'ai craqué une journée que mon projet minceur tombe à l'eau ! Demain, ça ira mieux... »

Je vais me coucher

On se laisse plus facilement envahir par le stress lorsque l'on n'a pas dormi. Alors, quand tout va mal, on file sous la couette au lieu de traîner à la cuisine. Demain, tout ira mieux !

Le stress, ça coûte cher !

- Cigarettes : 100 euros par mois.
- Médicaments : 10 euros par mois.
- Cafés au distributeur : 20 euros par mois.
- Barres chocolatées ou paquets de gâteaux : 20 euros par mois.
- Grignotages compulsifs : 20 euros par mois.
- Total : 170 euros par mois et l'équivalent d'un repas pris en plus tous les deux jours !

J'évite d'avoir de l'argent liquide sur moi

Avec quelques pièces de monnaie, on achète une viennoiserie et un paquet de cigarettes. Mieux vaut ne pas avoir d'argent liquide sur soi, la facture sera moins lourde en calories et en euros !

J'anticipe les journées difficiles

J'ai toujours avec moi, dans mon tiroir, quelques pommes, des sachets de thé ou de tisane, et des tranches de pain complet dans une boîte en métal. Si je sais d'avance que je n'aurai pas le temps d'aller déjeuner, je peux apporter une salade composée ou du pain et du jambon.

Et si je pense à « bouger régulièrement » au lieu de me contenter de lire ce conseil en bas de la pub Yop, avachie sur mon canapé, je vais pouvoir évacuer mon stress quotidien sans défoncer la porte du lave-vaisselle (il ne m'a rien fait... enfin si : personne n'a pensé à le vider). Allez hop ! Foin du Yop ! Je revêts mon plus beau jogging et je décide de mouvoir mon corps pour chasser le stress !

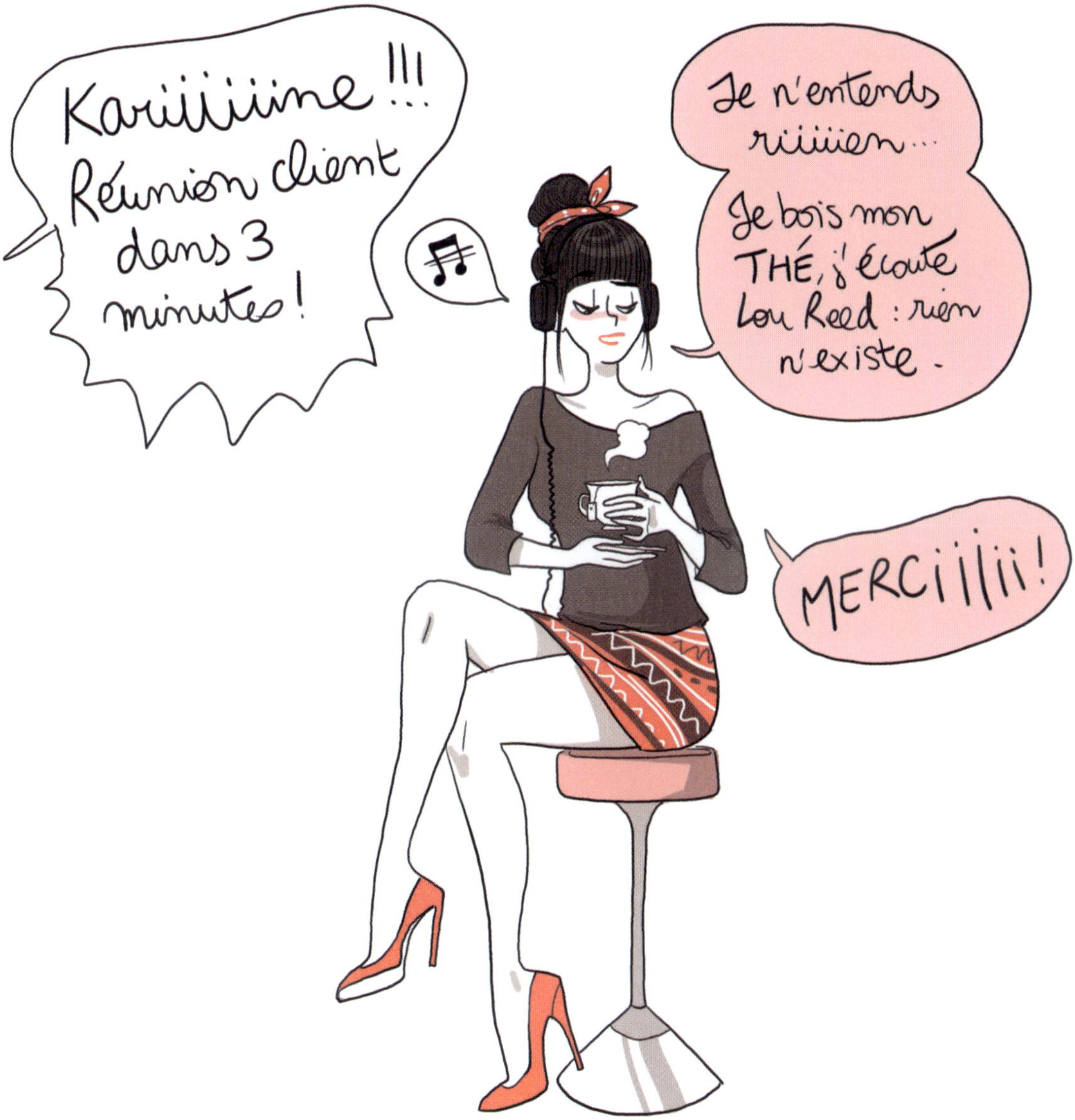
Kariiiiiine !!! ... Réunion client dans 3 minutes !
Je n'entends riiiiien... Je bois mon THÉ, j'écoute Lou Reed : rien n'existe.
MERCIiiii !

30. JE FAIS DU SPORT SANS ME RUINER

Dans la famille Bonnes Résolutions, je demande « le Sport ». Afin de conserver votre cuisseau regalbé et musclé de l'été, vous avez claqué, le 5 septembre, 300 euros d'inscription avec option « la serviette vous est offerte » parce que vous pensiez passer votre vie dans la salle de gym. Mais septembre est passé à une vitesse folle et vous n'êtes allée qu'une seule fois au club de sport…

Je m'inscris avant tout dans la vie active

Avant de m'inscrire dans un club de sport, je commence par (re)devenir active : j'évite les ascenseurs et je réalise que je n'ai pas besoin de ma Twingo pour aller chercher le pain. Lorsque je marche 10 minutes, je dépense l'équivalent d'un carré de chocolat, et si je fais 30 minutes de vélo, c'est une portion de camembert qui s'envole !

Je suis réaliste et régulière

Si je m'inscris dans un club de natation trois fois deux heures par semaine parce que je veux mincir, je ne suis pas réaliste : entre les réunions placées à 18 h 30 et les journées flemme en plein hiver, ça ne fonctionnera pas. Et puis 6 heures par semaine, c'est beaucoup trop, je vais tenir 15 jours à fond et finalement tout abandonner en prétextant que le chlore abîme les cheveux.

Je pratique l'urban training

C'est sûr, quand on habite à la campagne, il est plus facile et agréable de sortir faire un tour. Mais des citadins ont trouvé le moyen de contourner le problème en faisant de la ville un atout. Chaussez vos baskets et regardez autour de vous : des escaliers ? Voilà qui est parfait, vous allez pouvoir faire un peu de step ! Avec votre baladeur sur les oreilles, montez et descendez les marches pendant 10 minutes. Un square ? Suspendez-vous au portique et tentez de vous soulever. Quelques tractions suffisent à regalber les bras ! Un banc ? Allongez-vous sur celui-ci, repliez vos jambes et faites une série d'abdos !

Ma recette de sportive

Cake aux pâtes et aux poivrons

Env. 1,50 €/personne

Pour 4 personnes

- **Préparation 30 mn**
- **Cuisson 42 mn**
- **Repos 2 heures**

Ingrédients :

- 400 g de spaghettis cuits et refroidis
- 1 poivron jaune
- 1 poivron rouge
- 1 cc d'huile de colza ou d'olive
- 4 petits œufs de poule entiers
- 1/2 cc de 4-épices
- 4 cc de thym
- 4 cc de basilic
- 75 g de gruyère allégé râpé
- 200 ml de lait écrémé
- 1 cc de margarine végétale
- 1 pincée de sel
- 1 pincée de poivre

Rassembler les spaghettis et les couper en petits morceaux. Détailler les poivrons en petits dés, les faire revenir 2 minutes dans une poêle antiadhésive avec l'huile.

Préchauffer le four à 180 °C (th. 6). Dans un récipient, battre les œufs en omelette avec les aromates. Saler et poivrer, ajouter les poivrons, le gruyère, les pâtes et le lait. Bien mélanger.

Margariner un moule à cake antiadhésif d'une contenance de 1 litre (25 cm de longueur). Y verser la préparation. Couvrir d'une feuille de papier d'aluminium et enfourner pour 40 minutes (enlever le papier d'aluminium 10 minutes avant la fin de la cuisson). Laisser tiédir, puis réserver au réfrigérateur 2 heures minimum. Démouler et couper en 12 tranches.

Ce cake est particulièrement savoureux le lendemain et il peut se conserver 2 à 3 jours au réfrigérateur. À déguster avant d'aller faire du sport !

Les spaghettis peuvent être remplacés par des nouilles.

À deux, c'est mieux !

! Si vous décidez de pratiquer l'urban training avec une amie, vous aurez plus de chance de rester motivée. Réalisez ensemble un petit parcours autour de chez vous. Vous pouvez aussi y associer vos enfants en poussette, à trottinette ou à vélo, ils ne manqueront pas de vous rappeler qu'il est l'heure de sortir !

Saloon training
Quels exercices pratiquer ?

1. Je me chauffe

Le plus simple est d'utiliser une corde à sauter. Faire 3 séries de 20 sauts.
Si vous habitez un immeuble haussmanien, optez plutôt pour un échauffement plus silencieux afin de rester amie avec vos voisins : dos droit, accroupissez-vous doucement et remontez en douceur. N'insistez pas si vous avez mal aux genoux.

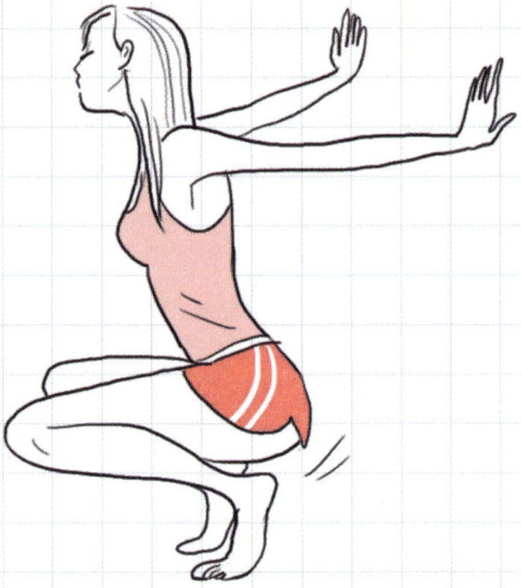

J'adopte la saloon training attitude

Autrement dit, la gymnastique de salon. Il pleut ? Ne sautez pas sur ce prétexte pour éviter de faire votre séance de sport. Installez-vous dans le salon et réalisez quelques exercices simples sur la moquette en vous chronométrant : 30 minutes suffisent si vous êtes régulière.

2. Je muscle mes fessiers

Je m'installe très droite, les jambes parfaitement tendues, et je passe le poids de mon corps d'un pied sur l'autre en comptant jusqu'à 50. Je vais sentir mes muscles fessiers se réchauffer.

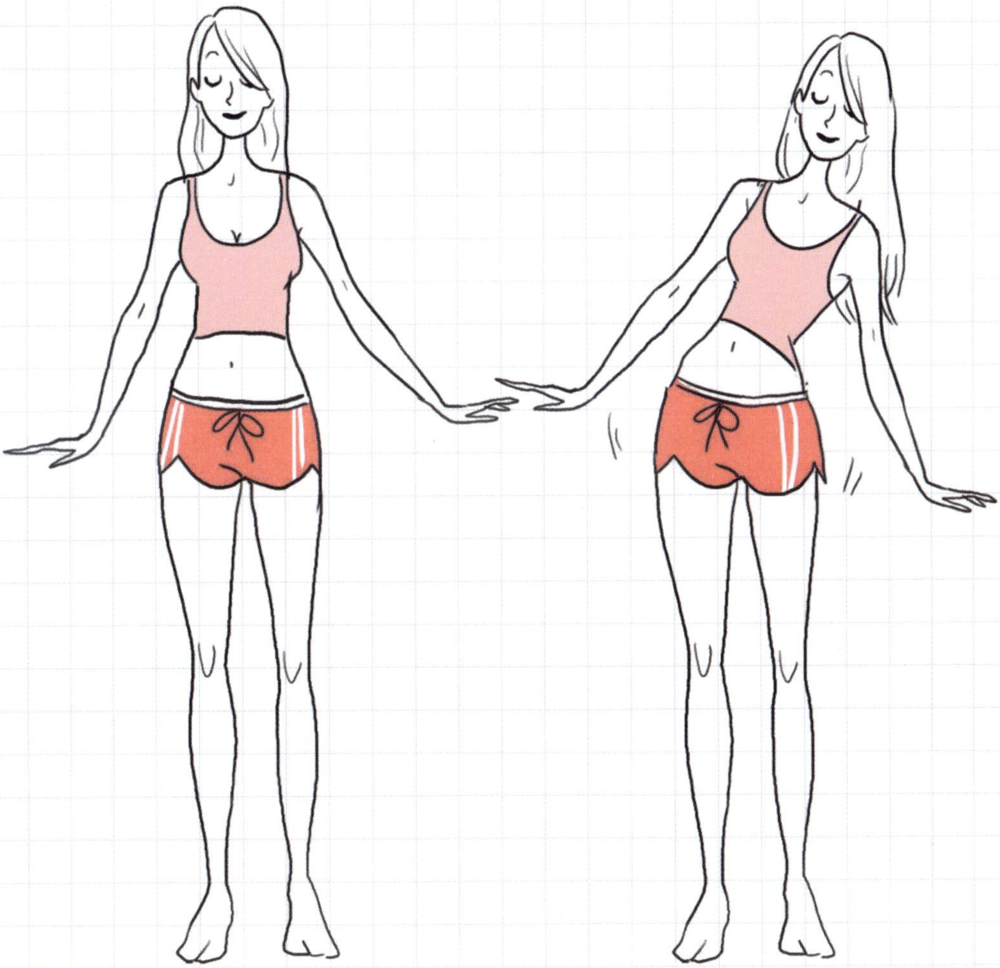

3. Je raffermis mes abdos sans me faire mal au dos
Le problème avec les abdos, c'est que l'on se fait souvent mal au dos. Afin d'éviter ce désagrément, je m'installe à quatre pattes et je soulève les fesses jusqu'à ce que les jambes soient tendues. Faire des séries de 20 pour commencer, puis de 40 lorsque je suis habituée.

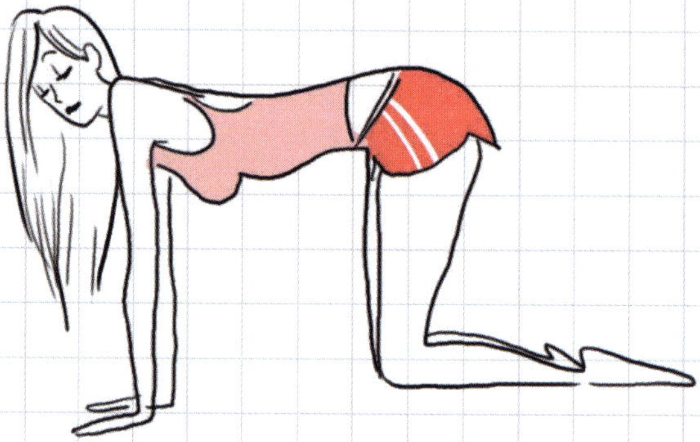

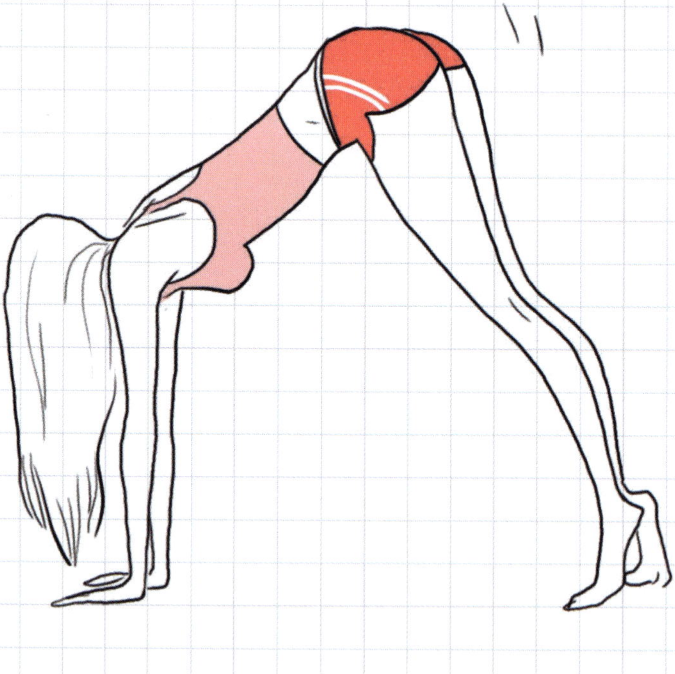

4. J'éradique mes poignées d'amour

Je m'installe sur le dos et je ramène mes pieds devant mes fessiers. Puis je soulève simplement les fessiers jusqu'à ce que mon dos, mes cuisses et mon buste soient placés dans un alignement parfait. Faire des séries de 40.

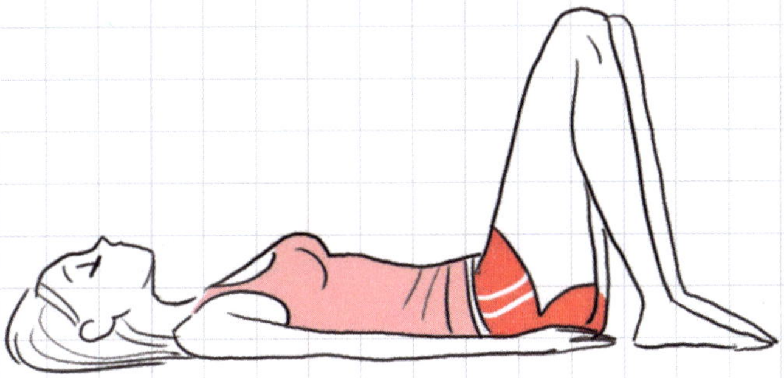

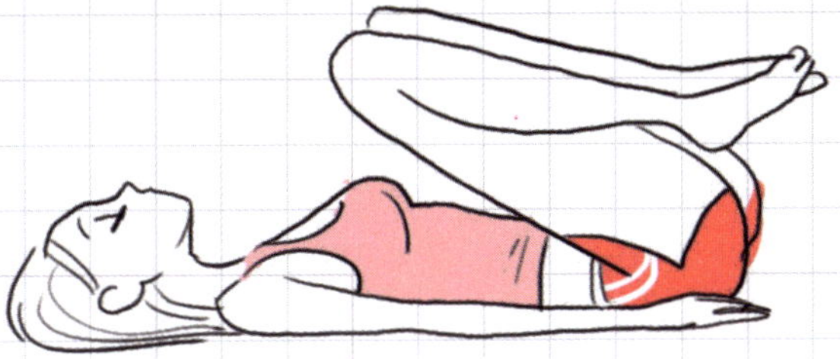

Index des recettes

Imprimé en Espagne par Macrolibros
Pour le compte des Editions Marabout (Hachette Livre)
58, rue Jean Bleuzen - 92160 Vanves Cedex
Achevé d'imprimer en mai 2015 – Dépôt légal février 2014
Codif : 414499 4-03 - ISBN : 978-2-501-09308-8

Diglee
et Sioux Berger
présentent

mon cahier WeightWatchers®

Astuces pour gourmandes au bord de la crise de nerfs !

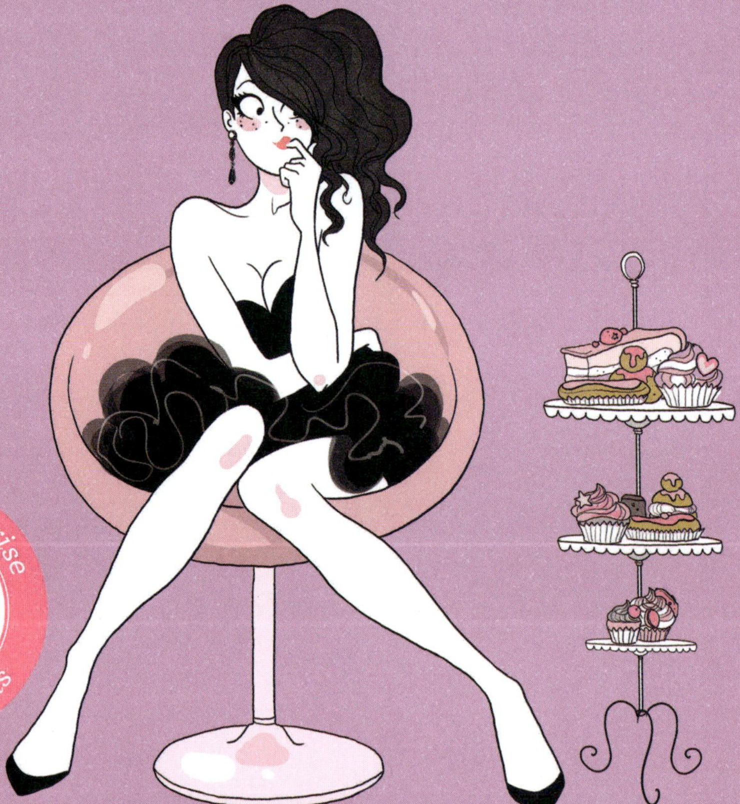

30 situations de crise
recettes
•
infos pratiques
•
conseils
30 solutions

MARABOUT